肉毒毒素
美容效果优化

OPTIMIZING AESTHETIC TOXIN RESULTS

主 编 [英]赵彦宇（Yates Yen-Yu Chao）

主 审 栾 琪

主 译 加晓东 纳俊蓉 陶 卫

北方联合出版传媒（集团）股份有限公司
辽宁科学技术出版社

©2025，辽宁科学技术出版社。
著作权合同登记号：第06-2022-81号。

图书在版编目（CIP）数据

肉毒毒素美容效果优化 /（英）赵彦宇主编；加晓东，纳俊蓉，陶卫主译. -- 沈阳：辽宁科学技术出版社，2025. 5. --（美容与激光疗法系列丛书）. -- ISBN 978-7-5591-4053-1

Ⅰ . R625
中国国家版本馆 CIP 数据核字第 20259SG119 号

出版发行：辽宁科学技术出版社
　　　　　（地址：沈阳市和平区十一纬路25号　邮编：110003）
印 刷 者：辽宁新华印务有限公司
经 销 者：各地新华书店
幅面尺寸：210 mm × 285 mm
印　　张：9.5
字　　数：260千字
出版时间：2025 年 5 月第 1 版
印刷时间：2025 年 5 月第 1 次印刷
出 品 人：陈　刚
责任编辑：凌　敏　于　倩
封面设计：顾　娜
版式设计：袁　舒
责任校对：闻　洋

书　　号：ISBN 978-7-5591-4053-1
定　　价：198.00元

联系电话：024—23284356
邮购热线：024—23284502
E-mail:lingmin19@163.com
http://www.lnkj.com.cn

序言

在《时代》杂志关于肉毒毒素诞生 30 周年的专题中，将这种微小的氨基酸链赞誉为一种可以治疗多种问题的药物，这种药物蛋白质的演化，就像医学史上的其他史诗故事一样，始于疾病和死亡，然后走向复杂的蜕变。随着对其报道和研究的逐渐深入，我们现在可以精确地使用它来治疗各种疾病，甚至实现一些看似不可能实现的梦想。

作为一种毒麻药品管理的注射药物，使用它需要相对谨慎，并且必须遵循先例的经验。当回顾关于肉毒毒素美学教学实践的初始时，许多长期盛行的标准现在已经过时，许多被视为理所当然的操作实际上是基于有限的证据支持。

本书不是简单重复讲述其他肉毒毒素注射指南和肌肉解剖学书籍中的知识，而是旨在提醒读者美容治疗的最终目标以及医生的责任。对于美丽或吸引力的追求必须与实现功能性肌肉麻痹所带来的风险进行权衡。即使在使用可以阻断神经和肌肉连接的肉毒毒素已有多年的经验之后，我们仍然需要对所涉及的内容有清晰的认识。每次注射治疗都会释放一种物质，这种物质会对协同肌产生影响，甚至会影响整个面部。这不仅仅是一个关于注射位置的简单问题；美学实践和面部轮廓，以及功能性动作的改变也不仅仅依赖于药物的剂量。对于接受肉毒毒素治疗的患者来说尤其如此，他们每年需要两次以上的注射治疗，以后可能需要更多。

本书涵盖了肉毒毒素在美容方面的实际应用，其中超说明书使用的比例很高。本书采用了以问题为导向的介绍形式，以便更快速、更实用地为读者提供参考。本书以 Michael Martin 教授的观点开始，对肉毒毒素的使用提供了更多意见。Michael 还在其他章节中就肉毒毒素免疫学、生理学，以及关于皮肤的应用和组合提供了建议。Jürgen Frevert 教授是一位致力于肉毒毒素研究的学者，他详细阐述了产品制造、重组、比较和抗药性等方面的细节。第 3 位作者 Sebastian Cotofana 博士是一位杰出的解剖学家，详细阐述了肉毒毒素注射的目标。

Yates Yen–Yu Chao, MD
Chao Institute of Aesthetic Medicine
Taipei, Taiwan

推荐序

"非学无以广才，非志无以成学。"学问的深度与广度，源于不懈的追求与实践。而正是这种精神，贯穿了此书的创作过程。这本书不仅为广大医学美容从业者提供了宝贵的理论支持，更通过细致的研究和创新，向我们展示了如何在临床实践中最大化地发挥肉毒毒素的美容效果。

肉毒毒素，作为当今美容领域最常用的治疗手段之一，已经帮助了无数求美者实现了青春焕发、容颜如初。然而，在技术飞速发展的今天，如何精确地优化肉毒毒素的效果，如何在日复一日的临床操作中，做到"巧妙用量、精准注射"，成为我们每一位医美从业者需要不断探讨的问题。幸运的是，本书正是围绕这一目标展开，作者以严谨的态度与深入的思考，带领我们在理论与实践的结合中，发现优化美容效果的诀窍。

本书不仅是一部专业著作，更是对医学美容领域不断进步的倡导。它不仅探讨了肉毒毒素的多种应用，还结合了最新的临床研究成果，展示了如何将这些知识与技术应用于患者的实际需求。对于从事医学美容的同行们来说，这本书无疑是指导临床实践的重要参考，也为我们提供了提升技艺、拓展视野的绝佳平台。

在这本书中，我们看到了作者对每一个细节的精雕细琢，看到了一位专业学者的执着与坚韧。作为同行，我深知这种不懈追求的背后，是无数个日日夜夜的钻研与探索。每一位在医学美容行业打拼的从业者，都深知技术的不断精进是我们追求完美的唯一途径，而这本书正是这种精进的结晶。

最后，我衷心祝贺本书的出版。无论是刚入行的新人，还是已经有多年经验的专业人士，这本书都将成为其职业生涯中的宝贵财富。相信它将在未来的岁月里，帮助更多从业者在提升技术、优化治疗效果方面取得更大的突破，也为更多求美者带来理想的改变与美丽。

愿这本书成为业界的经典之作，推动中国医学美容行业迈向新的高度！

栾琪

2025 年 3 月 27 日于西安

审译者名单

主　审

栾　琪

主　译

加晓东　纳俊蓉　陶　卫

副主译

周　媛　张陈文　柳　军

参译人员

加晓东　宁夏西京妇产医院整形美容院长
　　　　宁夏丽人妇产医院皮肤美容院长
纳俊蓉　青海时光相伴整形美容医院无创注射美容科主任
陶　卫　重庆当代整形美容医院副院长
周　媛　兰州华美整形美容医院院长
张陈文　武汉微慕医疗美容院长
柳　军　西安国际医学中心整形医院美容外科主任
赵江海　美烨奥莱娅医疗美容门诊院长
刘　强　兰州嘉琳整形美容医院院长

主审

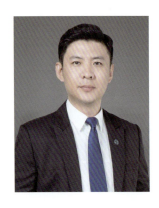

栾琪

· 主任医师，教授，硕士研究生导师，医学博士
· 栾术医疗美容创始人
· 原西京皮肤医院美容中心负责人

擅长领域

面部年轻化、轻医美、微整形、损容性皮肤病

成果简介

主要成果如下：论文曾发表于 *Autophagy* 杂志（第一作者，2015，IF：11.753）、*Journal of Investigative Dermatology*（通讯作者，2016，IF：7.612）、*Cellular Signalling*（2014，IF：4.315）和 *Cancer Letters* 杂志（第一作者，2011，IF：5.621）。累计发表 SCI 论文 20 余篇，累计影响因子 69.94，累计被引用 112 次，受邀参加国际会议演讲 3 次。发表中文论文 39 篇，其中第一作者 13 篇。参编专家共识 4 篇，参编（译）专著 10 部。以项目负责人身份获得国家自然科学基金 2 项、cda 基金 1 项，先后参与澳大利亚 NHMRC 科研基金 2 项、全国重大创新药物 1 项。获军队医疗成果一等奖（2008 年）、陕西省教学成果特等奖（2012 年）。获得发明专利 4 项、实用新型专利 7 项。

学术任职

中国整形美容协会皮肤美容分会美塑疗法专委会	副主任委员
中国整形美容协会微创与皮肤美容微针疗法专委会	副主任委员
中国非公立医疗协会皮肤年轻化学组	副主任委员
中国整形美容协会激光美容分会	常务委员
中国非公立医疗协会皮肤激光和物理治疗学组	常务委员
中国医师协会皮肤科医师分会激光和物理治疗专委会	委员
中华医学会医学美容分会激光美容学组	委员
陕西省保健学会皮肤美容专委会	副主任委员
陕西省医学会医学美容医师分会	常务委员

主译

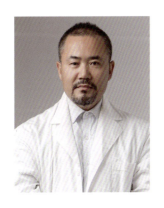

加晓东

- 宁夏西京妇产医院整形美容院长
- 宁夏丽人妇产医院皮肤美容院长
- 芳华医学美容门诊部技术院长
- WRG 祛斑抗衰联盟创始成员
- 中国整合年轻化学会副主任委员
- 亚洲医学美容协会激光分会第一届委员
- 亚洲医学美容协会注射分会第一届委员
- 中国非公立医疗机构学会皮肤激光美容专业委员会委员
- 中国中西医结合学会医学美容专业委员会青年委员
- 中国中西医结合学会医学美容西北专家委员会第一届副秘书长
- 西北医学美容联盟发起人

个人经历

从事皮肤美容临床工作20余年，多次在全国学术会议上发言。主译《激光美容与皮肤年轻化抗衰老方案》《肉毒毒素注射美容——理论与实践手册》《身体塑形的手术和非手术方法》《PRF 在美容再生医学中的临床应用》《面部填充术——如何塑造完美的轮廓》《图解富血小板血浆（PRP）微针再生美容实用指南》《注射美容操作图谱》，参译《微整形注射指导手册——肉毒素与填充剂的注射》《眼周整形修复及手术操作》《精雕吸脂技巧与移植填充术》，参编《微整形注射并发症手册》等 10 余部著作。

技术交流微信

jiaxd19781207

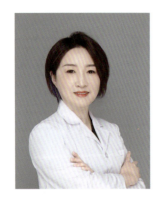

纳俊蓉

- ·主治医师
- ·青海时光相伴整形美容医院无创注射美容科主任
- ·中国整形美容协会会员
- ·甘肃省医师协会整形美容分会会员
- ·青海省医师协会整形美容分会会员
- ·世界内镜医师协会中国整形外科西部联盟委员会理事

获得认证

- ·艾维岚认证医师
- ·美国保妥适官方指定注射医师
- ·美国乔雅登官方指定注射医师
- ·法国 FILLMED 艺术填充指定注射医师
- ·韩国艾莉薇玻尿酸官方认证注射医师
- ·韩国婕尔玻尿酸官方认证注射医师
- ·中国海魅玻尿酸官方指定注射医师
- ·中国华熙生物"润致"面部年轻化专家
- ·伊肤泉规范化微针治疗认证医师
- ·Taixl 黄金超声炮认证医师

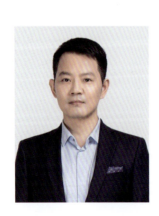

陶卫

- ·副主任医师
- ·重庆当代整形美容医院副院长
- ·中国整形美容协会皮肤激光分会微针专委会常委
- ·中国中西医结合学会中医美容专家委员会副主任委员
- ·中国整形外科与微创内镜医师协会线雕专委会常委
- ·中国整形美容协会中医美容分会注射美容专委会副主委
- ·中国整形美容协会皮肤美容分会动能素专委会委员
- ·中国中西医结合学会皮肤激光美容分会委员
- ·英国中胚层抗衰老协会(SoMUK)会员
- ·中国抗衰老促进会医学美容分会委员

副主译

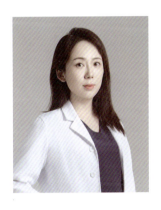

周媛

- 兰州华美整形美容医院院长
- 中国整形美容协会注射美容与微整形艺术委员会委员
- 中西医结合分会皮肤综合抗衰专业委员会委员
- 美学设计与咨询分会皮肤管理专业委员会委员

专业操作认证

- 激光美容与皮肤年轻化酷塑指定临床操作认证
- 超皮秒指定临床操作认证
- 超声炮指定临床操作认证
- 欧洲之星 Fotona4D 指定临床操作认证
- 尖峰之星超声王指定操作医师
- 半岛白钻超声炮指定操作医师
- 超光子逐光之星医师
- 道趣芙琳官方认证医师
- 半岛超声炮三星认证医师
- 艾尔建美学乔雅登极致、雅极认证医师
- 嗨体、润致、微美芙认证医师

个人经历

2008 年毕业于甘肃省中医药大学临床系，曾在陆军总医院美容中心、三爱堂光子美容中心工作，多次受邀参加全国会议演讲。参与多部医美抗衰书籍的翻译工作，包括主译《身体塑形的手术和非手术方法》《注射美容操作图谱》《图解富血小板血浆（PRP）微针再生美容实用指南》，副主译《肉毒毒素注射美容——理论与实践手册》《激光美容与皮肤年轻化抗衰老方案》等。

擅长项目

问题肌肤治疗、眶周/口周抗衰、色素性皮肤治疗、激光美肤抗衰、中胚层美塑疗法、面部年轻化等。

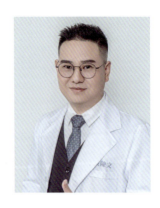

张陈文

· 毕业于同济医科大学
· 整形外科硕士
· 整形外科副主任医师
· 美容外科主诊医师
· 无创中心技术院长
· 中国整形美容医师协会常务委员
· 中韩交流学者
· 海峡两岸交流学者
· 美沃斯国际整形大会 2016 年度青年医师论坛讲师
· 中国首届线雕面部年轻化创新技术大奖获得者
· 艾尔建授权注射医师 / 导师
· 双美授权注射医师 / 导师
· 爱美客授权注射医师
· 艾莉薇授权注射医师 / 导师
· 伊妍仕授权注射医师 / 导师
· 艾维岚授权注射医师
· 保柔缇授权注射医师

先后参与主译《微整形玻尿酸注射手册》《埋线提升与抗衰老手册》《微整形注射指导手册——肉毒素与填充剂的注射》《肉毒素注射与临床美学实践》《线雕实用操作手册》，副主译《PRF 在美容再生医学中的临床应用》《微整形注射并发症手册》《图解富血小板血浆（PRP）微针再生美容实用指南》，主审《肉毒毒素注射美容——理论与实践手册》等，曾在《中国医疗美容》杂志发表多篇专业论文。

擅长领域

注射微整形与线雕、注射和线雕并发症的救治与修复。擅长内外轮廓固定最新注射技术及颜面部精修。

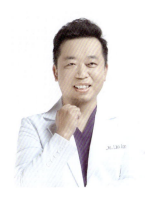

柳军

- 西安国际医学中心整形医院美容外科主任
- 中国整形美容协会会员
- 中国医师协会美容与整形医师分会会员
- 中国整形美容协会医美线技术分会理事
- 中国整形美容协会医美线技术科普专家委员会委员
- 陕西省非公立医疗机构协会整形美容专业委员会委员
- 中国中西医结合学会医学美容专业委员会线雕美容分会委员
- 中国整形美容协会科研学术部科普教育办公室科普专家团成员
- 中国整形美容协会医学美学设计与咨询分会副主任委员、秘书长
- 山东省生物医学工程学会整形外科专业委员会常务委员
- 中国整形美容协会青年医师学术委员会执行副主席
- 艾尔建美学特邀讲师
- 莫娜丽莎美学特邀导师
- 华熙生物特约专家
- 双美匠心医师
- 爱美客"妙手大师"培训导师
- 意大利悦升线 SUTRON 终身名誉医师、指定操作医师
- 意大利悦升线 SUTRON "匠心悦动"医技大赛银奖
- 《面部填充术——如何塑造完美的轮廓》主译
- 《肉毒毒素注射美容——理论与实践手册》副主译
- 乔雅登、伊妍仕、濡白天使、艾维岚、弗缦、保妥适、乐提堡、衡力、海魅、ART FILLMED 授权注射医师
- 艾莉薇、瑞蓝、伊婉、莫娜丽莎、嗨体等注射认证医师
- "2024'美团司南医师榜'注射塑形"上榜医师
- "2024'新氧绿宝石'玻尿酸塑形"上榜医师
- 2024 ART FILLMED 医美创新风尚大赛西区亚军全国 12 强
- 2018—2024 年中国整形大典医学美容学术交流大会讲者，2023 年编委之星，2024—2025 年微创注射论坛主席

特别鸣谢

Sebastian Cotofana
Department of Clinical Anatomy
Mayo Clinic College of Medicine
and Science
Rochester, MN

Michael Martin
Department of Immunology
Justus Liebig University
Giessen, Germany

Jürgen Frevert
Botulinum Toxin Research
Merz Pharmaceuticals GmbH
Potsdam, Germany

Nicholas Moellhoff
Division of Hand, Plastic and Aesthetic Surgery
University Hospital
LMU Munich
Munich, Germany

目录

简介 注射用肉毒毒素及其美容应用

Michael Martin（迈克尔·马丁）

肉毒毒素（BoNT/A）是一种源于细菌的蛋白质，通过抑制神经递质——乙酰胆碱的释放，选择性地作用于外周突触神经末梢。它具有高度的选择性和效力，并且最重要的是，其所产生的"神经毒性"效应是可逆的。因此，肉毒毒素成为一种广泛应用且具有临床价值的药物，尤其在医学美容领域。在2018年，仅美国就有超过740万次应用。目前市场上所有的肉毒毒素药物蛋白都是通过培养产生肉毒杆菌属菌株（Clostridium botulinum）并从细菌裂解物中提纯得到的。

在自然界中，BoNT/A 是一种食物肉毒毒素，通常在食用受污染的食物时摄入。作为一种蛋白质，BoNT/A 受到胃肠道消化酶的保护。这就解释了为什么细菌将它作为一系列蛋白质的大型复合物产生，以保护它并促进其被组织吸收。

肉毒毒素：BoNT/A

药理活性物质肉毒毒素是一个相对较大的蛋白质分子，分子量为 150 kDa。它由一个 50 kDa 的 N-末端轻链和一个 100 kDa 的 C-末端重链，通过二硫键共价连接在一起（图 1）。重链的两个 C-末端亚域参与神经末梢的结合和摄取，而 N-末端亚域负责将轻链转运到细胞质内。轻链是一种依赖 Zn^{2+} 的蛋白酶，它可以裁切 SNAP25，SNAP25 是将突触前囊泡与神经末梢的质膜融合所必需的分子。

食物中的肉毒毒素：L-PTC 中的肉毒毒素

非肉毒毒素非血凝素蛋白（NTNHA）和 3 种不同大小的血凝素（HA）是与肉毒毒素相关的蛋白质，它们存在于食物中的肉毒毒素中（以及许多但不是全部的药物配方中）。NTNHA 与 BoNT/A 紧密结合，并在胃肠道中保护其免受消化酶的影响。此外，它还在血凝素形成的三螺旋复合物中起连接作用（图 2 上部）。在胃肠道的酸性环境（pH 低于 6）中，大型祖细胞肉毒毒素复合体（L-PTC）是稳定的并保持完整。BoNT/A 从肠腔摄取后必须通过淋巴和血液循环进入外周神经细胞。这种摄取是由血凝素促进的，总共有 3 种不同大小的蛋白质，它们以特定方式相互作用，形成一个类似三螺旋的复杂结构（图 2 上部）。纯 BoNT/A 无法穿过上皮或内皮屏障（如血脑屏障）。

复合物进入组织后的去向：肉毒毒素的释放

离开酸性肠腔环境后，BoNT/A 会面临中性或弱碱性的 pH。这会导致对 pH 敏感的复合物立即分解为 BoNT/A 和无 BoNT/A 的复合物（图 2 下部）。对于 L-PTC 中含有 BoNT/A 的食物和药物也是如此。BoNT/A 仅到达组织液，并被淋巴系统收集。随后，BoNT/A 与淋巴一起进入血液，然后遍布全身。

药用 BoNT/A 被注射到组织中。生物活性的 BoNT/A 由重链和轻链通过二硫键连接而成，单独就足以达到所期望的药理效应。

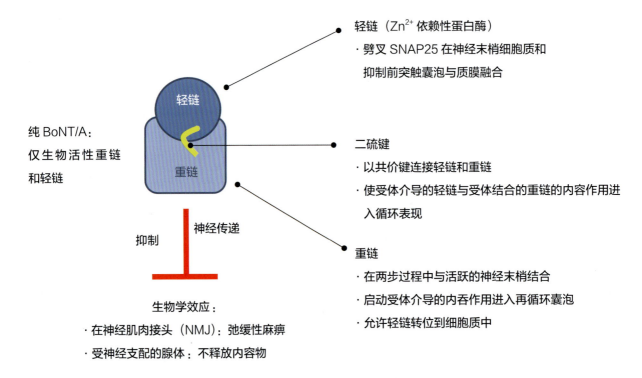

轻链（Zn²⁺依赖性蛋白酶）
·劈叉 SNAP25 在神经末梢细胞质和抑制前突触囊泡与质膜融合

纯 BoNT/A：
仅生物活性重链和轻链

轻链

重链

二硫键
·以共价键连接轻链和重链
·使受体介导的轻链与受体结合的重链的内容作用进入循环表现

抑制　神经传递

重链
·在两步过程中与活跃的神经末梢结合
·启动受体介导的内吞作用进入再循环囊泡
·允许轻链转位到细胞质中

生物学效应：
·在神经肌肉接头（NMJ）：弛缓性麻痹
·受神经支配的腺体：不释放内容物

图1 肉毒毒素的最小药理活性示意图。纯净且具有生物活性的肉毒毒素由一个 25 kDa 的轻链和一个 50 kDa 的重链通过二硫键（黄线）共价连接而成。将该复合物注射到患者的组织中，就足以产生所期望的药理效应，包括在神经肌肉接头处产生松弛性麻痹。这些效应基于在外周抑制前突触囊泡中神经递质——乙酰胆碱的释放，从而阻断受影响神经末梢的神经传递

　　过去有一些报道声称复合蛋白稳定了药物中的 BoNT/A，或者影响了药物蛋白的药理学机制。然而，最近的数据显示，它们并没有发挥这样有益的作用，相反，它们增加了药物的免疫原性的风险（参见第 1 章）。

　　在胃肠道的酸性 pH 下，BoNT/A 是 L-PTC 的一部分，由 14 个个体蛋白质组成（**图1**）。非肉毒毒素非血凝素蛋白（NTNHA）以非共价方式与由轻链和重链通过二硫键（黄线）连接的 BoNT/A 结合，并保护其免受消化酶的破坏。在酸性 pH 下，NTNHA 还与由 12 个不同大小的血凝素（HA）形成的三螺旋复合物（HA17、HA33 和 HA70）接触，形成 L-PTC。当从肠道转移到组织时，pH 变为中性或弱碱性，导致 NTNHA 发生构象变化，从而释放 BoNT/A，并解离出稳定的 HA 三螺旋复合物（**图2**左侧）。当将固体 BoNT/A 经配药并注射到组织中时，也会发生解离。BoNT/A 单独在组织、淋巴和血液中移动（**图2**右侧），然后到达外周胆碱能神经细胞的终末。

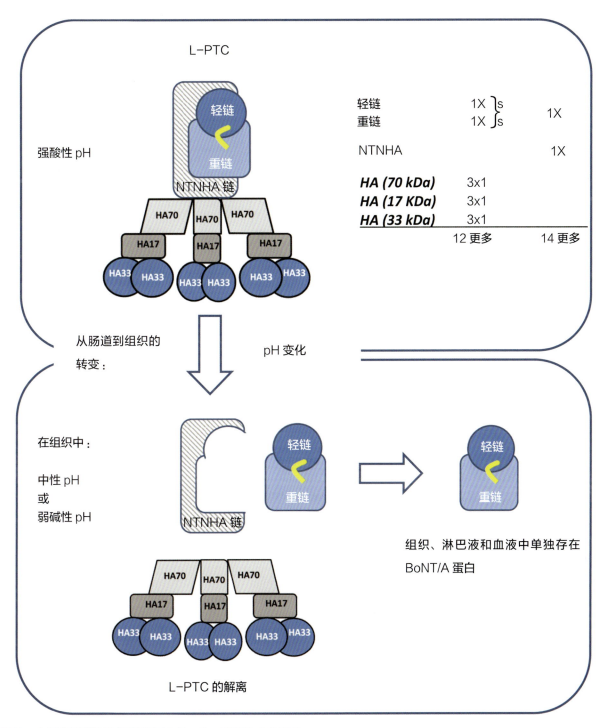

图2　大型祖细胞肉毒毒素复合体（L-PTC）示意图

参考文献

[1]　https://www.plasticsurgery.org/documents/News/Statistics/2018/plastic-surgery-statistics-full-report-2018.pdf.

[2]　Pirazzini M, et al. Botulinum neurotoxins: Biology, pharmacology, and toxicology. Pharmacol Rev.2017 Apr;69(2):200-235. doi:10.1124/pr.116.012658.

[3]　Amatsu S, et al. Multivalency effects of hemagglutinin component of type B botulinum neurotoxin complex on epithelial barrier

disruption. Microbiol Immunol. 2018;62(2):80–89.

[4] Lee K, et al. Molecular basis for disruption of E–cadherin adhesion by botulinum neurotoxin A complex. Science. 2014;344(6190):1405–1410.

[5] Gu S, et al. Botulinum neurotoxin is shielded by NTNHA in an interlocked complex. Science.2012;335(6071):977–981.

[6] Amatsu S, et al. Crystal structure of Clostridium botulinum whole hemagglutinin reveals a huge triskelion–shaped molecular complex. J Biol Chem. 2013;288(49):35617–35625.

[7] Kitamura M. Binding of botulinum neurotoxin to the synaptosome fraction of rat brain. Naunyn Schmiedebergs Arch Pharmacol. 1976;295(2):171–175.

[8] Eisele KH, et al. Studies on the dissociation of botulinum neurotoxin type A complexes. Toxicon. 2011;57(4):555–565.

[9] Heckly RJ, et al. On the size of the toxic particle passing the intestinal barrier in botulism. J Exp Med.1960;111:745–759.

[10] May AJ, et al. The absorption of Clostridium botulinum type A toxin from the alimentary canal. Br J Exp Pathol. 1958;39(3):307–316.

第1章 肉毒毒素作为注射蛋白免疫原性的临床重要性

Michael Martin（迈克尔·马丁）

目 录

肉毒毒素的免疫原性是指抗原肉毒毒素诱导（适应性）免疫应答的能力，从而产生特异性抗肉毒毒素的抗体（**图 1.1**）。不是所有针对抗原的抗体都具有中和作用，在这里，我们将重点放在对肉毒毒素具有中和作用的抗体上，因为它们具有临床相关性。

原发性无反应是指在治疗开始之前，个体已经具有对肉毒毒素产生的中和抗体（nAb），并且不会部分或完全产生反应。这种情况相对较为罕见，可能是由于之前食物中毒（轻度肉毒毒素中毒）时接触过肉毒毒素。

继发性无反应是指患者最初对肉毒毒素治疗有良好的反应，但随后产生了中和抗体（nAb），随着时间的推移，可能对治疗的反应性降低（部分继发性无反应者）。在最严重的情况下，如果抗体滴度足够高可以完全中和药物，就可能发生完全继发性无反应（**图 1.2**）。在临床上，这对患者来说是一个严重的问题，因为几乎没有其他治疗选择。在美容应用中，后果可能不那么显著。然而，可能无法实现（或

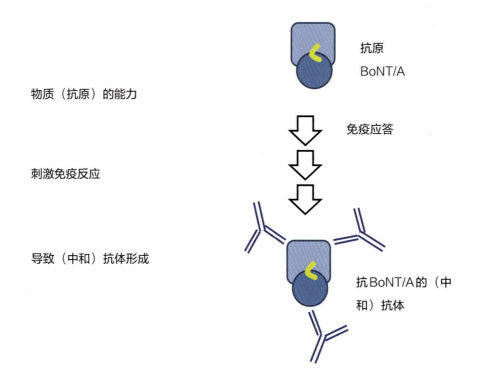

图 1.1 肉毒毒素免疫原性的定义

再次实现）预期的生活质量改善，从而导致沮丧甚至产生心理问题。

患者对注射肉毒毒素产生中和抗体（nAb）的频率

第 1 个市售的肉毒毒素制剂（称为"Old Botox"）在接受治疗的人群中诱导出高达 17% 的中和抗体（nAb）。由于制造过程的改变导致了药理非活性细菌蛋白质负荷的减少，因此最近的 Botox® 制剂的免疫原性要低得多，表明这些变化有助于减少药物的免疫原性。所有适应证的发生率（包括 Botox®、Dysport®、Xeomin® 等其他品牌的数据不可用）为 0 ~ 3.5%。在临床应用中，nAb 的问题更为突出，很可能是由于使用了更高剂量的肉毒毒素。然而，特别是在东南亚地区，目前相对年轻的人在美容注射中普遍使用了越来越高剂量的肉毒毒素。预计在美容方面，肉毒毒素产生 nAb 的概率也将增加。

神经肌肉接头处肉毒毒素中和抗体（nAb）（**图 1.2**）的后果是缺乏有效性，即继发性不敏感。具体来说：①SNAP25 介导的突触前囊泡与质膜的融合导致神经肌肉接头（NMJ）处神经递质的释放（**图 1.2a**）。②肉毒毒素被神经末梢摄取，轻链被转移到胞质溶胶中，裂解 SNAP25 并使其失活。囊泡融合受到抑制，乙酰胆碱释放被阻止，导致受神经支配的肌肉松弛（**图 1.2b**）。③肉毒毒素的中和抗体抑制了重链与受体的结合（**图 1.2c**）。因此，肉毒毒素无法内化，SNAP25 仍然保持其活性，允许囊泡融合和神经递质释放，导致受神经支配的肌肉再次收缩，从而失去临床上的肉毒毒素效应。

肉毒毒素的免疫原性——重复注射肉毒毒素类似于疫苗接种

将细菌蛋白肉毒毒素反复注射到人体中类似于疫苗接种方案。疫苗接种的成功取决于一系列参数，其中一些参数是接种疫苗的个体固有的，例如主要组织相容性复合物（MHC，也称为 HLA）或免疫状态，而其他参数可能受到治疗医生的影响，包括抗原的剂量和质量，尤其是佐剂的使用（**表 1.1**）。

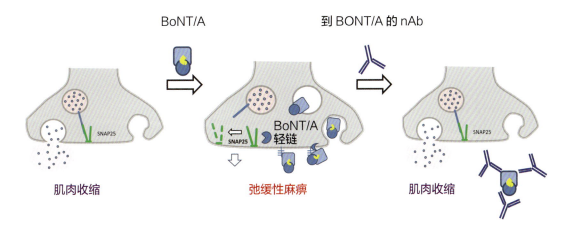

a. 正常神经元信号
传导＝肌肉收缩

b. BONT/A 介导的乙酰
胆碱释放抑制作用

c. nAb 抑制 BoNT/A 摄
取和效应＝肌肉收缩

图 1.2　神经肌肉接头处肉毒毒素中和抗体（nAb）

表 1.1　定义疫苗免疫原性的参数

疫苗接种成功（中和抗体的形成）取决于：
· 接种疫苗者的个人参数
· HLA 单倍型［主要组织相容性复合物（MHC）＝呈递肽抗原的分子］
· 免疫状态
· 抗原的组成
· 抗原的剂量和质量
· 佐剂的使用
· 申请途径

可能的其他影响因素：
· 非中和性抗肉毒毒素抗体
· 抗破伤风肉毒毒素抗体的交叉反应

人类免疫的一般考虑

　　人体免疫系统的主要任务是保护我们免受微生物的侵害。微生物对我们来说是危险的，因为它们可以快速繁殖，通过产生肉毒毒素使我们中毒，或者通过破坏我们的细胞来隐藏和扩散病毒。因此，免疫系统必须迅速决定是否需要全面的免疫反应（包括抗体的产生）来应对挑战。我们的免疫系统使用危险和非自身（外来）这两个标准来决定是否需要产生抗体。这两个决定是由两种不同类型的白细胞以严格的层次方式做出的。首先，树突状细胞（DCs）作为先天免疫系统的哨兵，识别微生物表面分子或微生物核酸等危险信号。DCs 被激活并发起局部急性炎症，目的是在入侵部位遏制和消灭微生物。其次，激活的 DCs 吞噬它们所识别为危险的物质（抗原），经过加工处理后，并将其肽以 MHC Ⅱ类分子的形式呈递给第 2 个决策者。这是一种特异性抗原辅助 T 淋巴细胞，它们能够识别呈递的非自身（外源）肽段并被激活。辅助 T 淋巴细胞最终帮助 B 淋巴细胞产生针对引发整个过程的危险抗原的特异性

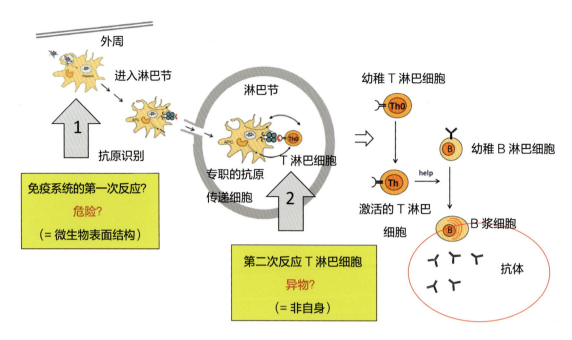

图 1.3 导致抗体产生的人体免疫系统双标准两步激活模型的示意图

抗体（**图 1.3**）。一旦大量产生抗体，就可以通过中和微生物或其有毒产物，或者通过标记它们以便随后被吞噬细胞破坏和清除。

人类对纯度高的肉毒毒素的免疫反应

为了确定抗体的产生是否是对注射纯生物活性肉毒毒素的充分反应，免疫系统以严格的等级方式提出 2 个问题：

（1）纯生物活性肉毒毒素是否危险？

如果（1）的回答为"是"，那么：

（2）肉毒毒素是非自体的（外来物）吗？

这个顺序是严格固定的，因为如果辅助 T 淋巴细胞没有被危险信号充分激活，树突状细胞只会吞噬、加工和呈递抗原衍生肽给它们。如果不能保证这一点，就不会发生抗原呈递，结果是适应性免疫系统根本不会被激活（**图 1.4a**）。

第 1 个问题——纯生物活性肉毒毒素是否危险？可以理解为：肉毒毒素是不是能够激活 DCs 成为专业抗原呈递细胞的微生物表面结构？答案是否定的。肉毒毒素不是细菌的表面蛋白，因此 DCs 没有进化出识别这种细胞内蛋白的受体。肉毒毒素并未被"分类"为典型的危险信号，因此它本身无法激活 DCs。

第 2 个问题——肉毒毒素是非自体的（外来物）吗？可以理解为：源自纯生物活性肉毒毒素的肽能否被辅助 T 淋巴细胞呈递并识别为非自体的？答案显然是肯定的。肉毒毒素是由肉毒杆菌产生的细菌蛋白，因此它是非自体（外来物）的。最近的一项研究表明，在大量因神经系统原因接受肉毒毒素治疗的患者中可以检测到 A 肽特异性 T 淋巴细胞。

由于第 1 个问题的答案是否定的，树突状细胞不会被激活来吞噬肉毒毒素或加工并将源自外来细菌蛋白的肽呈递给辅助 T 淋巴细胞。因此，辅助 T 淋巴细胞不会被激活，最终不会产生针对肉毒毒素的抗体。纯生物活性的肉毒毒素本身是一种非常弱的免疫原，因为它缺乏必要的微生物危险信号（**图 1.4b**）。

a. 为什么免疫的最佳激活具有如此关键的重要性？

- 没有最佳激活
- 没有吞噬作用
- 没有抗原呈递
  - 没有 BoNT/A 特异性 T 淋巴细胞反应
  - 没有 BoNT/A 特异性 B 淋巴细胞反应

无吞噬作用

没有抗原呈递

无适应性免疫反应

无抗 BoNT/A 抗体

b. 无抗原呈递细胞激活　⟹　无吞噬作用　⟹　无抗原呈递

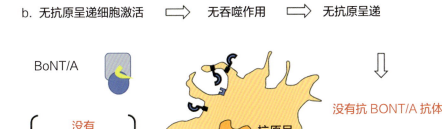

BoNT/A

没有
危险信号

抗原呈
递细胞

没有抗 BONT/A 抗体

图 1.4　树突状细胞的最佳激活是导致抗体产生的免疫反应的核心

但为什么有些患者对肉毒毒素治疗产生反应并产生 nAb？

①只有经过最佳激活的树突状细胞才能充当专业抗原呈递细胞并启动全面的免疫反应。②纯净且具生物活性的肉毒毒素无法激活树突状细胞并启动免疫反应，因为它缺乏"危险信号"。

佐剂通过提供危险信号增强对肉毒毒素的弱免疫反应

在疫苗中添加佐剂可以增加弱免疫原的免疫原性。佐剂提供了纯肉毒毒素等弱免疫原所缺乏的必要危险信号（**图 1.5a**）。完整杀死的细菌或细菌表面结构如鞭毛蛋白等是优秀的佐剂，因为它们含有微生物表面结构。佐剂与抗原混合并注射在同一部位。它们激活树突状细胞来吞噬其周围的所有物质，包括佐剂以及最重要的弱免疫原，即肉毒毒素。经佐剂完全激活后，它们消化"共吞噬"的肉毒毒素，并将其肽呈递到 MHC Ⅱ 至辅助 T 淋巴细胞上，启动完全适应性免疫反应，从而产生针对弱免疫原的抗体（**图 1.5b**）。

①佐剂提供了纯生物活性肉毒毒素中缺失的"危险信号"。②佐剂对树突状细胞的最佳激活启动了对弱免疫原肉毒毒素的吞噬作用，加工成肽，并将抗原呈递给对肉毒毒素衍生的肽具有特异性的幼稚 T 辅助淋巴细胞（Th0）（"蓝色"辅助 T 淋巴细胞）。随后，B 淋巴细胞会产生针对肉毒毒素的特异性抗体（"蓝色"抗体）。其中一些可能是中和抗体。

肉毒毒素制剂中可充当佐剂的成分（表 1.2）

所有肉毒毒素药物都包含 150 kDa 的肉毒毒素，这是由梭状芽孢杆菌在大型祖细胞肉毒毒素复合体

a. 佐剂提供纯 BoNT/A 中缺失的"危险信号"

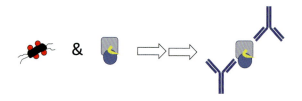

患者中可能出现时 BoNT/A 的中和抗体

b. 辅料填加剂和"危险信号"

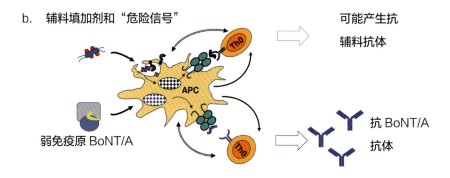

可能产生抗
辅料抗体

抗 BoNT/A
抗体

弱免疫原 BoNT/A

图 1.5　佐剂在肉毒毒素免疫反应中的作用

中产生的。不同的肉毒毒素生产公司采用不同的提取纯化方案来生产药物蛋白肉毒毒素，从而得到不同纯度的产品。

复合蛋白质

大多数品牌的肉毒毒素都含有细菌复合蛋白。截至 2020 年，只有两种不含复合蛋白的产品可用：Xeomin®（西马，德国 Merz 制药公司），全球销售；Coretox®（韩国 Medytox 公司），在韩国销售。除了一种蛋白质（NTNHA）之外，复合蛋白本质上是血凝素（HA），具有与细胞表面糖蛋白中所含糖残基结合的凝集素样部分。通过这样做，它们可以交联受体并激活免疫细胞，包括树突状细胞。在动物实验中，来自肉毒毒素的 HA 增加了肉毒毒素的免疫原性。

鞭毛蛋白

肉毒毒素利用鞭毛进行移动。鞭毛蛋白存在于用于纯化肉毒毒素的发酵产物中。如果未完全去除（例如，Dysport® 的报道），鞭毛蛋白可以作为有效的佐剂，通过与 Toll 样受体 5 结合来激活免疫细胞，包括树突状细胞。

变性蛋白质 / 蛋白质聚集体

肉毒毒素可能会在药物的生产、纯化和制备过程中，以及在固体制剂使用前的重组过程中发生变性。这种变性可能是由于高温、蛋白酶消化、剧烈搅拌，以及制备固体产品时的高盐浓度导致的。变性的蛋白质通常会形成聚集体，这些聚集体能够被树突状细胞识别并引发强烈的免疫反应。关于生物制品中蛋白质聚集体的免疫原性已经有大量的文献报道。

细菌 DNA

研究表明，一些肉毒毒素制剂被细菌 DNA 污染。微生物核酸被认为是一种有效的危险信号，即使

表 1.2　可能导致肉毒毒素免疫原性的其他因素

一些可作为佐剂的肉毒毒素制剂的成分

· 细菌细胞壁成分

· 鞭毛蛋白

· 凝集素样成分，例如血凝素

· 蛋白质聚集体，变性蛋白质中疏水性氨基酸暴露

· 细菌 DNA

在非常低的浓度下也能被免疫细胞（通过 Toll 样受体 9）识别。

降低接受肉毒毒素治疗患者抗体形成风险的方法

为了降低抗体形成的潜在风险，药物配方中应尽量减少具有佐剂特性的成分的使用剂量。理想情况下，产品应只含有纯净且具有生物活性的肉毒毒素，而不含其他细菌成分。其他的细菌蛋白（如复合蛋白或鞭毛蛋白）既不对神经末梢产生药理作用，也不是药物蛋白的稳定剂，因此应该避免使用。此外，在运输、储存和制备注射剂时应格外谨慎。所有这些不同方面的因素，无论单独的还是组合起来，都可能增加肉毒毒素药物的免疫原性，可以为树突状细胞提供"危险信号"。总之，只有不含复合蛋白或其他细菌污染物的纯净且具有生物活性的肉毒毒素才具有最低的抗体形成风险。

如果患者对肉毒毒素产生中和抗体（nAb）并成为继发性无反应者，应采取什么措施进行治疗？

如果患者成为完全继发性无反应者，医生有 3 种选择：

• 完全停止治疗。

• 停止治疗，直至 nAb 降至临床相关水平以下，然后用低免疫原性肉毒毒素制剂重新启动。

• 继续使用低免疫原性肉毒毒素进行治疗。

治疗中断（治疗间歇）

研究表明，人们必须等待数年，才能使 nAb（中和抗体）滴度降至无法检测到的水平。这可能是由于抗原特异性长寿命 B 血浆和 B 记忆细胞的丧失所致。如果重新开始使用最初引起 nAb 形成的肉毒毒素制剂进行治疗，免疫记忆将被激活，导致大多数患者中 nAb 会很快重新出现。然而，如果重新开始使用不含复合蛋白和其他佐剂的低免疫原性肉毒毒素进行治疗，一些患者可能不会再次出现 nAb，治疗将再次成功。

继续使用低免疫原性肉毒毒素制剂进行治疗

在一些因中和抗体（nAb）产生而导致继发性治疗失败的患者中，即使继续使用免疫原性较低的肉毒毒素制剂进行治疗，随着时间的推移，nAb 滴度可能也会下降。这可能是因为在这些患者中，免疫原性较低的肉毒毒素制剂不足以重新激活特异性抗原的记忆。

参考文献

[1] Bellows S, et al. Immunogenicity associated with botulinum toxin treatment. Toxins. 2019 Aug 26;11(9). pii: E491. doi: 10.3390/ toxins11090491.

[2] Dressler D, et al. Botulinum toxin antibody type A titres after cessation of botulinum toxin therapy. Mov Disord 2002;17(1):170– 173.

[3] Dressler D, et al. Antibody–induced failure of botulinum toxin therapy: Re–start with low–antigenicity drugs offers a new treatment opportunity. J Neural Transm 2018;125(10):1481–1486.

[4] Fabbri M, et al. Neutralizing antibody and botulinum toxin therapy: A systematic review and meta–analysis. Neurotox Res 2016;29(1):105–117.

[5] Frevert J. Pharmaceutical, biological, and clinical properties of botulinum neurotoxin type A products. Drugs R D 2015;15(1):1–9.

[6] Frevert J, et al. Presence of clostridial DNA in botulinum toxin products. Toxicon 2015;93(suppl.):S28–S41.

[7] Hefter H, et al. Prospective analysis of neutralising antibody titres in secondary non–responders under continuous treatment with a botulinumtoxin type A preparation free of complexing proteins – a single cohort 4–year follow–up study. BMJ Open 2012;2(4). pii: e000646. doi: 10.1136/bmjopen–2011–000646.

[8] Kukreja R, et al. Immunological characterization of the subunits of type A botulinum neurotoxin and different components of its associated proteins. Toxicon 2009;53(6):616–624.

[9] Lee JC, et al. Production of anti–neurotoxin antibody is enhanced by two subcomponents, HA1 and HA3b, of Clostridium botulinum type B 16S toxin–haemagglutinin. Microbiology 2005;151(Pt 11):3739–3747.

[10] Matzinger P. The danger model: A renewed sense of self. Science 2002;296(5566):301–305.

[11] Mizel SB, et al. Flagellin as an adjuvant: Cellular mechanisms and potential. J Immunol 2010;185(10):5677–5682.

[12] Oshima M, et al. Human T–cell responses to botulinum neurotoxin. Responses in vitro of lymphocytes from patients with cervical dystonia and/or other movement disorders treated with BoNT/A or BoNT/B. J Neuroimmunol 2011;240–241:121–128.

[13] Panjwani N, et al. Biochemical, functional and potency characteristics of type A botulinum toxin in clinical use. Botulinum J 2008;1:153–166.

[14] Rosenberg AS. Effects of protein aggregates: An immunologic perspective. AAPS J 2006;8(3):E501–E507.

第 2 章　优化与肉毒毒素的美容联合治疗

Yates Yen-Yu Chao（赵彦宇）

目　录

　　随着技术的进步，我们能够干预衰老过程并改变组织质量。越来越多的治疗方式可供使用，并提供给需要抗衰老手术治疗或进一步优化的患者。由于生物体是由多层组织组成的，衰老是由内而外从多个方面进行的，因此患者通常需要接受多种方式治疗。在一个部位联合不同的治疗方法已经是一种趋势，并逐渐成为实现高效和整体效果的必要条件。患者通常希望这些组合治疗可以在一次就诊中完成，因为他们通常有多个问题，而这些技术被认为是微创、简单和方便的。肉毒毒素注射是最著名的美容治疗方法之一，通常与其他治疗方式联合使用，包括设备治疗、光疗法和注射填充剂。甚至还有一些新颖的做法将肉毒毒素作为混合配方的成分之一。当肉毒毒素与其他方法联合使用时，可以相互受益，增加协同效应。然而，它们也可能相互干扰并导致并发症。

组合协同效应和关注事项

　　肉毒毒素在美容医学中主要用于模拟肌肉调节（减少皱纹和改善轮廓）、肌肉张力调整（使肌肉看起来更加饱满和放松）、减少肌肉肥大包块（改善轮廓）、肌肉平衡（面部标志点重新定位和提升面部特征）、释放组织空间，以及平滑皮肤表面。还可用于浅表皮肤以改善皮肤质地，并可调节血管和皮肤附属器的功能。

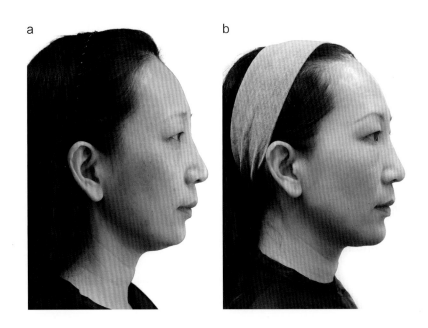

图 2.1　a. 该患者在同一天接受了全脸微聚焦超声治疗和肉毒毒素注射。b. 肉毒毒素注射和微聚焦超声治疗效果良好。经过一个月的联合治疗后，临床症状明显改善，患者满意度较高

基于能量的设备

大多数能量设备通常以不破坏皮肤表面的方式提供能量。输入的能量会转化为热能，导致组织损伤，从而达到治疗效果。然而，皮肤表面的伤口除了组织损伤及随后的肿胀和蛋白质凝固外，不会影响肉毒毒素治疗的过程和功能。死亡组织和变性蛋白质可以作为激发免疫识别的佐剂，目前还没有其相关性的文献记录，因此需要更多的研究和长期观察来确定在充满热损伤的组织中传递肉毒毒素分子可能存在的风险，但肿胀和组织破裂表明可能存在肉毒毒素扩散的风险。对于经过局部麻醉组织浸润准备的手术，扩散的趋势可能会进一步增加。

在临床上，通过肉毒毒素的调节作用和肌肉收缩作用，可以进一步增强组织的收缩或紧致效果。通过松弛肌肉或抑制降低下颌曲线的肉毒毒素干预，可能比下颌和颈部的能量治疗更早产生效果。长期以来，治疗与肉毒毒素相关的肌肉松弛一直被认为是"紧致注射"的结果（这也是许多患者要求注射肉毒毒素的原因）。通过热损伤和组织重建实现的组织紧致，以及通过降低肌肉松弛实现的面部提升，可以合理地结合在一起。

当肉毒毒素的不准确性或免疫原性成为关注的问题时，肉毒毒素注射和基于能量的治疗可以分为两个领域（**图 2.1**）。

基于光的设备

基于光的治疗存在多种不同形式，会对组织造成不同程度的损伤。光治疗可能会导致一系列后果，如改变组织的代谢状态，增加或减少局部循环，引起热损伤、冲击波反应和光化学组织损伤，破坏组织结构，导致细胞死亡、蛋白质凝固、组织脱水、组织消融，以及不同程度和形式的损伤。与基于能量的设备一样，肉毒毒素可以与光治疗联合应用，以使组织损伤和表面创伤最小化。光治疗所引起的中度至重度皮肤损伤引起了人们对佐剂变性蛋白产生和可能的免疫激发的更多关注。由于少量的激光能量，皮

肤表面伤口和深部组织损伤较小，但这种损伤会造成组织无力，并可能改变肉毒毒素扩散的模式。组织的肿胀也会干扰肉毒毒素扩散的范围和模式。

然而，许多光疗法的目标与肉毒毒素干预的目标相似。例如，紧致皮肤和提升的效果与能量设备和肉毒毒素联合治疗的效果相似；表皮肉毒毒素作用可以进一步增强皮肤的光滑度和光泽度；红血丝和毛细血管扩张也可以通过肉毒毒素来改善；研究表明，注射肉毒毒素对于瘢痕治疗也是有效的。

光治疗后应注射肉毒毒素以促进伤口愈合。同一天进行肉毒毒素治疗更适合那些对组织损伤较小或肉毒毒素和光治疗在不同部位施用的情况。

化学焕肤术

在临床实践中，肉毒毒素很少与化学剥脱术同时使用。然而，根据报道，皮内肉毒毒素注射可有助于控制痤疮和皮脂分泌过多，同时增强皮肤的光泽度并实现更光滑的质地。这些也是化学剥脱治疗的目标。

注射填充剂

注射填充剂通常与肉毒毒素联合使用，通过类似的注射方式进行给药。

注射填充剂可以治疗持久性的沟槽状皱纹，而由肌肉挤压产生的皮肤表面动态纹可以通过注射肉毒毒素得到改善。通过注射填充剂可以改善面部轮廓；通过注射肉毒毒素来调节肌肉，可以调整部分脸部轮廓。填充剂和肉毒毒素的协同作用类似于雕刻的过程，旨在减少或增加体积。

有时需要注射肉毒毒素来释放组织空间以容纳填充剂。例如，颏肌的过度收缩会限制下颏区域的组织空间，而下颏区域需要足够的空间来容纳填充剂。填充面部轮廓也可以受益于肉毒毒素对肌肉的调节作用。例如，如果前额区域没有过度活跃的额肌收缩干扰，那么前额填充剂的分布可能会更加均匀（图2.2）。如果可以通过注射肉毒毒素松弛肌肉来控制这些皱纹，那么填充剂的效果将持续更长时间（图2.3）。通过轻柔地注射肉毒毒素来抑制填充剂周围模拟肌肉的活动，可以减少与注射填充剂相关的许多问题。例如，脸颊内侧和眶下区的结构具有高度的活动性，包括提上唇肌、提上唇鼻翼肌、颧大肌和颧小肌等分层肌肉的抬高。这些表情肌会在某些表情和声音功能下收缩，从而牵拉软组织。这些力量会使软组织凸起，使填充剂的均匀度变差。这种收缩会导致填充剂聚集在一起，使之挤压、扭曲和移位（因为这些非自体凝胶仅通过弱亲和力与身体组织松散连接）。有时，过度填充的表面透明凝胶会聚集在一起，看起来像"果冻池"。光散射会放大这些次优效果，通常被称为丁达尔效应。在提肌肉运动下突出压力会显示出不均匀性和不对称性。其中一些填充剂问题在微笑或说话时变得明显，这使患者感到尴

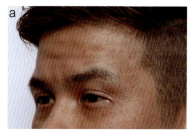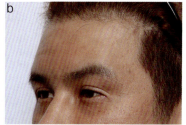

图 2.2　a. 在一次就诊中，通过使用水分离辅助填充剂增强术和肉毒毒素额叶调节术，改善了深沟、表面不平整和前额轮廓欠佳。肉毒毒素抑制后的肌肉松弛有助于实现填充剂均匀分布。b. 皮下注射填充剂可以比单独注射肉毒毒素更有效地改善皱纹

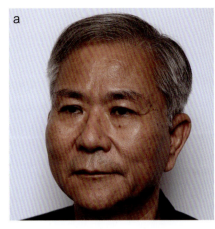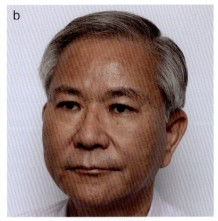

图2.3 a. 该患者接受了肉毒毒素和填充剂的联合治疗。b. 面部曲线得到显著改善并减少了皱纹，治疗效果自然而明显

尬。类似的问题也发生在外侧眼眶靠近颧弓的区域，在那里组织更加凸出。通常，当附近的肌肉收缩时，下颏增大和脸颊体积恢复的微小缺陷会更容易被发现。在这种情况下，可以轻轻地注射肉毒毒素，以最大限度地减少肌肉膨胀并帮助掩盖这些缺陷（**图2.4**）。

相反，肉毒毒素治疗也需要填充剂的帮助才能获得更好的效果。咬肌肉毒毒素注射通常用于面部瘦脸或下颌角缩小。由于下颌角的凸出会掩盖脸颊下方的凹陷问题，导致一些患者在接受咬肌肉毒毒素治疗后出现面颊凹陷。因此，在进行肉毒毒素治疗之前，应提前解释该情况的原因，并提供辅助填充以恢复体积（**图2.5**）。Nefertiti 提拉术旨在通过阻止颈阔肌纤维向下牵拉，改善下颌线轮廓。同时，在下颌边缘周围进行填充以获得更好的下颌线轮廓效果。

除了注射肉毒毒素和填充剂相互配合以实现相似目标外，通常需要肉毒毒素和填充剂在同一次就诊中进行注射。如果要在同一天内注射这两种药物，建议先注射填充剂，然后再注射肉毒毒素。填充剂注射的模式和剂量可能会影响肉毒毒素的扩散。组织中的填充剂实际上改变了肉毒毒素应该靶向的肌肉深度，因此注射方式也需要相应调整，以确保肉毒毒素的注射深度正确。在注射肉毒毒素附近存在的异物（尤其是生物刺激物）会引起人们对免疫刺激的担忧，无论是已经注射填充剂还是与肉毒毒素同时注射，因为所有刺激都涉及免疫细胞和炎症介质。

整形手术

整形手术的许多方面都可以通过注射肉毒毒素得到改善。肉毒毒素注射已被用于改善瘢痕的状况。根据作者的经验，它还通过抑制邻近肌肉的收缩来帮助伤口愈合。肌肉的收缩会牵拉皮肤和通过缝合线连接较弱的伤口。研究人员发现肉毒毒素对体外培养的成纤维细胞有影响，并已被用来控制肌肉肥大。通过注射肉毒毒素，可以进一步改善唇部、鼻部和眼睑手术，以获得更好的最终效果。肉毒毒素可以提前用于手术准备，或在康复过程中用于其他部位的改善，但最好不要将它们在同一天进行联合注射，以免混淆术后评估。

肉毒毒素联合治疗的干扰

激光、化学剥脱、手术造成的损伤，以及注射或能量治疗造成的损伤都可能导致组织水肿，并对肉毒毒素扩散产生影响，增加治疗的不确定性。组织的分层关系和厚度/深度的改变会干扰对肉毒毒素使用的判断和精确度，以及其在目标组织中的效果。有些治疗需要特殊的治疗后护理，例如按摩，这也可

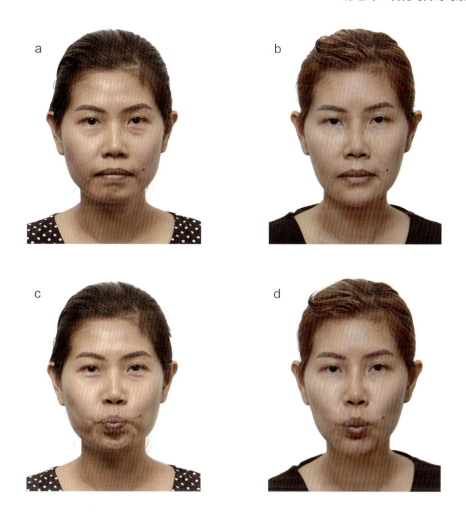

图 2.4　a. 有些患者需要注射更多的填充剂才能达到满意的临床效果。b、c. 当肌肉收缩时，可以观察到填充剂存在于皮肤下方，有时也存在于肌肉上方。d. 在高度活动的区域注射最小剂量的肉毒毒素可以减少对这些区域的影响，从而实现更加优雅和自然的效果

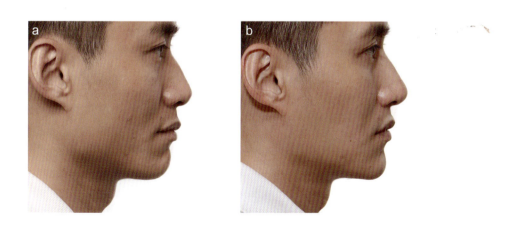

图 2.5　a. 体积分布不均匀包括过量注射和注射量不足。通过采取整体方法来纠正这两种偏差可以矫正外观问题。该患者接受了咬肌肉毒毒素注射、脸颊填充和下颏增大的联合治疗。b. 这些治疗方法改善了轮廓比例并平滑了面部曲线过渡

能干扰肉毒毒素的分布。如果同时或紧密注射肉毒毒素，组织解剖、注射轨迹、激光破坏平面，以及异物的存在都可能会产生不必要的优先肉毒毒素传播路径。

　　然而，对于因创伤或手术而改变肌肉排列的患者来说，肉毒毒素的效果可能会有所不同。注射的肉毒毒素可能与其他治疗的目标相矛盾。例如，在前额注射一种抑制额肌抬高运动的药物可能会抵消能量提升或手术提升的临床效果。同时注射肉毒毒素或手术本身引起的不对称可能会使对称性的其他治疗变得复杂，因为首先注射的肉毒毒素可能会干扰对次要治疗的初始评估和治疗后评估。联合治疗可能会增加整个治疗后评估的复杂性。所有这些可变因素和影响都可能导致误诊，并引发医患之间以及不同医疗服务提供者之间的争议。

组合序列策略

　　对于外科手术，最好等手术伤口愈合后再注射肉毒毒素，以避免术前和术后的评估混淆。

　　对于填充剂注射，可以将肉毒毒素与填充剂联合治疗，并在注射填充剂后注射肉毒毒素。肉毒毒素应针对肌肉，并尽可能靠近目标纤维进行注射。对于可能受到肌肉收缩限制或潜在干扰的填充空间，可以在填充前 1～2 周注射肉毒毒素，为即将注入的填充剂腾出空间。

　　在使用能量设备进行治疗时，肉毒毒素最好在最后一步进行注射，或在进行第 2 次治疗前 1～2 周注射肉毒毒素。对于基于光的治疗，肉毒毒素可以与光治疗同时进行，或者在光治疗之后间隔 1～2 周注射肉毒毒素，特别是当光治疗具有较强的破坏性或损伤性时。

　　对于多种治疗组合，最佳顺序应是先能量治疗，然后是填充剂治疗，接着是光治疗，最后是肉毒毒素治疗（**图 2.6**）。

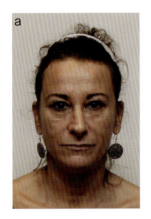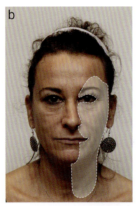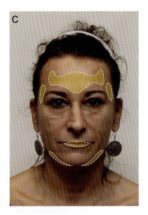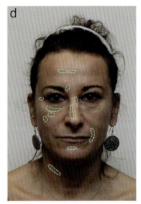

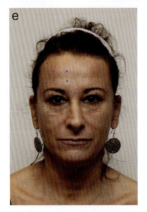

图 2.6　a. 整体美学治疗涉及使用多种方法来解决不同的结构和形态问题。b. 在整体美学治疗中，应首先采用基于能量的组织紧缩方法。c. 在注射填充剂时，应首先矫正体积较大且较深层次的问题。d. 然后再矫正体积较小且较浅层的问题。e. 最后一步是根据治疗部位和适应证在不同的深度注射肉毒毒素

关于肉毒毒素联合治疗的一些担忧

越来越多的治疗方法强调通过刺激生物反应，利用异物组织的破坏、免疫反应或轻度组织损伤来促进自体组织的再生。这些组织反应的成分包括细胞因子、炎症细胞、胶原蛋白、弹性蛋白、血管和细胞间基质。在给予肉毒毒素药用蛋白时，需要仔细观察化学物质、组织损伤和异物刺激是否通过佐剂蛋白聚集体、核酸和细胞碎片的识别，或外来抗原的呈递而引起免疫反应。随着治疗模式越来越多样化，并且肉毒毒素的使用大多是超说明书的，针对肉毒毒素分子的参数限制似乎越来越少。肉毒毒素与各种可注射材料混合成为一种组合物。将肉毒毒素与自体脂肪、富血小板血浆和中胚层疗法的混合物联合治疗，被认为是一种新颖的方法。尽管细胞和组织源自自体，但在类似的微创治疗中涉及多次穿刺，并且处理后的组织可能携带死细胞、组织碎片、污染物和病原体。

参考文献

[1] Carruthers J, et al. Consensus recommendations for combined aesthetic interventions in the face using botulinum toxin, fillers, and energy-based devices. Dermatol Surg 2016;42(5):586-597.

[2] Chao YYY. Pan-Asian consensus-key recommendations for adapting the World Congress of Dermatology consensus on combination treatment with injectable fillers, toxins, and ultrasound devices in Asian patients. J Clin Aesthet Dermatol 2017;10(8):16-27.

[3] Chao YYY. A single-visit approach using fillers and Incobotulinumtoxin A: Full face enhancement in Asian patients. Plast Reconstr Surg Glob Open 2018;6(10):e1909.

[4] Farolch-Prats L. Facial contouring by using dermal fillers and botulinum toxin A: A practical approach. Aesthetic Plast Surg 2019;43(3):793-802.

[5] Jeong TK. Mouth corner lift with botulinum toxin type A and hyaluronic acid filler. Plast Reconstr Surg2020;145(3):538e-541e.

[6] Zhu J, et al. The efficacy and safety of fractional CO_2 laser combined with topical type A botulinum toxin for facial rejuvenation: A randomized controlled split-face study. Biomed Res Int 2016;2016:3853754.

[7] Zimbler M, et al. Update on the effect of botulinum toxin pretreatment on laser resurfacing results. Arch Facial Plast Surg 2012;14(3):156-158.

第3章 抗体生成和肉毒毒素耐药性

Jürgen Frevert and Yates Yen–Yu Chao（于尔根·弗雷维特和赵彦宇）

目 录

免疫学问题

Jürgen Frevert（于尔根·弗雷维特）

肉毒毒素抗体

肉毒毒素和复合蛋白是细菌蛋白，可以引发抗体的产生（见第 1 章）。大约 50% 接受神经系统适应证治疗的患者会产生针对复合蛋白的抗体。这些抗体在治疗中不起作用，因此它们不会影响肉毒毒素的活性（**图 3.1**）。相反，针对 150 kDa 肉毒毒素的抗体会阻断肉毒毒素的结合（因为并非所有抗体都具有中和作用），因此被称为中和抗体，可能导致继发性无反应（耐药性）（**图 3.2**）。然而，也有一些抗体针对肉毒毒素，但不会使其失活。这些抗体被称为非中和抗体，它们可能针对肉毒毒素功能上不相关的表位。它们通过结合测定（免疫测定）来检测，而中和抗体则通过活性测定（如小鼠半膈测定）来检测。有关不同测定方法的概述可以在 Bellows 和 Jankovic 的文章中找到。

BnTX 抗体和美容实践

肉毒毒素抗体在美容适应证和继发性无反应方面的发展一直存在争议。据称，用于治疗面部皱纹的低剂量肉毒毒素通常不会引起抗体的形成，因此继发性无反应的发生可以忽略不计。由于在治疗适应证中使用的抗原剂量（150 kDa 肉毒毒素）相对较高，中和抗体的产生更为常见。在临床研究中（如治疗眉间纹），报道的抗体形成率低于 1%，这并不意外，因为研究的持续时间通常很短（＜ 2 年）。在许多实践中治疗抵抗的发生是众所周知的，但目前尚未公布具体数字。与接受长期治疗的适应证患者不同，

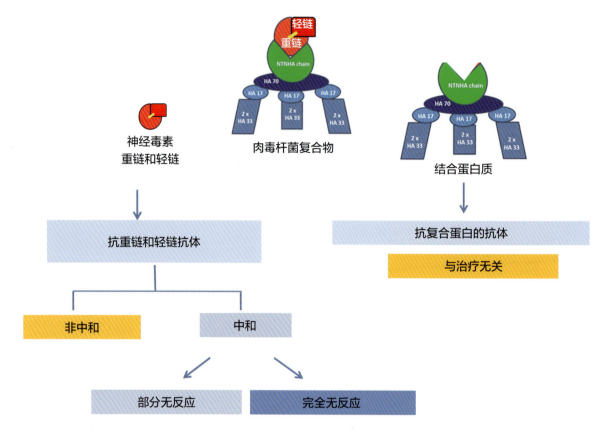

图 3.1　肉毒毒素治疗中针对肉毒毒素蛋白的抗体的开发

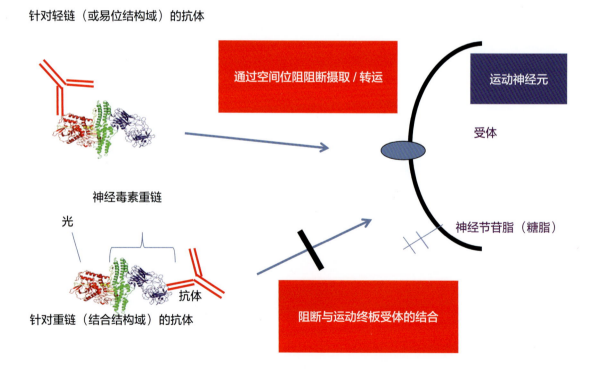

图 3.2　针对肉毒毒素重链或轻链的抗体

具有美容适应证的患者可能会改变治疗方式或停止治疗，因为他们感觉治疗没有效果（可能是由于抗体的产生）。美容领域的医生对继发性无反应的认识也不如治疗领域的医生那样充分。因此，很难对美容适应证中针对肉毒毒素抗体的普遍性做出明确的描述。

当产生耐药性时

抗体的形成是一个连续的过程，从低抗体滴度开始，通常不会产生临床后果；随后是更高的滴度，这可能部分阻止注射的效果（部分无反应）；最后，在形成高滴度的情况下，抗体完全中和了所有肉毒毒素分子（完全无反应），使其被抗体捕获（**图 3.3**）。尚未确定导致对肉毒毒素无反应（耐药）所需的抗体滴度，并且治疗耐药患者之间的免疫反应可能存在差异。

注射肉毒毒素治疗的患者出现继发性无反应见**图 3.3**。

反复接受治疗的患者可能会表现出对较低剂量的需求或者较长持续时间的倾向，这可能是因为肌肉萎缩或肉毒毒素的靶点数量减少。当注射剂量无法达到与治疗开始时相同的效果，并且持续时间也不同时，通常可以观察到抗体滴度的产生。因此，需要注射更高的剂量才能达到相同的效果和持续时间（即"剂量蠕变"）。最近的研究证实了这一点，有报道称具有抗体滴度但仍有反应的患者需要更高的剂量。较高剂量可以弥补低或中等抗体滴度，这在神经学适应证中已经得到证实。

然而，这会引发恶性循环，因为使用较高剂量的抗原（肉毒毒素）会进一步增加抗体的形成，从而需要更高剂量进行治疗，进一步促进抗体的产生。如果治疗停止，随着时间的推移，抗体滴度会降低，因为产生抗体和记忆 B 细胞的浆细胞会逐渐消失。当抗体滴度降低到足够低的水平时，医生可以使用低免疫原性产品重新开始治疗。然而，抗体滴度的降低并不总是可靠的：在 13 名完全治疗失败的

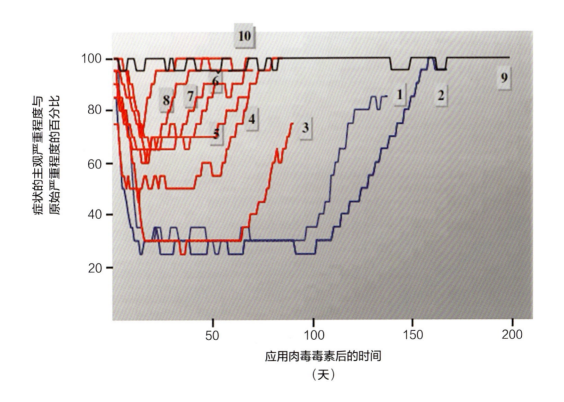

图 3.3　注射肉毒毒素治疗的患者出现继发性无反应（From Dressler & Bigalke 2017, with permission.）

宫颈肌张力障碍患者停止治疗后，其中 8 名患者在 750 天后出现滴度下降，而 5 名患者在 1500 天后仍然没有滴度下降。这表明抗体滴度的降低存在明显的个体差异。事实证明，在出现耐药性之后，使用低免疫原性产品进行治疗是可行的：有一名手抽筋的患者（小提琴手）在长期注射肉毒毒素治疗后出现继发性无反应，但在停止注射肉毒毒素后 18 个月，使用纯化的肉毒毒素治疗成功。

关于患者再次出现反应之前的"治疗假期"，没有一个通用的规则，但至少需要持续 2 年的时间。具体的时间取决于患者抗体滴度的高低以及个体动力学中抗体降低的情况。

产品的免疫原性是否存在差异？正如第 1 章关于免疫原性的详细描述，免疫系统（特别是树突状细胞）必须被激活才能启动抗体的产生。Onabotulinumtoxin（Ona）、Abobotulinumtoxin（Abo）和 Prabotulinumtoxin 含有蛋白质（Abobotulinumtoxin 中的复合蛋白和鞭毛蛋白）和非活性肉毒毒素，可以激活免疫系统。它们在肉毒毒素的作用下充当佐剂，而肉毒毒素只含有活性肉毒毒素，其免疫原性非常低。事实上，迄今为止，在未接受过治疗的患者中尚未有因肉毒毒素引起的继发性无反应的报道。有一项证明了纯化肉毒毒素的低免疫原性的研究：一组适应证患者每 3 个月接受相对较高剂量（200 U）的纯化肉毒毒素治疗，持续 4 年，该组患者的抗体滴度和部分继发性无反应的患者的抗体滴度均呈平均下降趋势。另一组接受治疗的患者的抗体滴度没有下降。在对神经系统疾病患者进行的长期试验中，也证实了肉毒毒素的低免疫原性：到目前为止，没有任何患者在接受肉毒毒素治疗后产生抗体。然而，在一项研究中，对不同神经系统适应证患者的抗体形成患病率进行了分析，在 5~6 年持续时间的治疗下，596 名患者的抗体形成患病率为 13.9%，高于先前报道的治疗适应证的数字。接受 Abobotulinumtoxin 肉毒毒素治疗的患者中，6% 和 7% 的患者产生了抗体。然而，目前还没有类似的研究对抗体形成在长期治疗期间的情况进行分析。

综上所述，为了避免抗体的形成和耐药性的产生，建议使用低免疫原性的产品，并尽量使用最小剂量以达到预期的临床效果，同时延长注射间隔时间。如果患者出现耐药性，可以在中断治疗后 1~2 年重新开始治疗，尽管不能保证成功。

美容实践中肉毒毒素耐药性的临床观察

Yates Yen-Yu Chao（赵彦宇）

在美容实践中，一般认为抗体形成和肉毒毒素抵抗的可能性较低。然而，大多数从业者对于抗体形成的可能性是根据自己的临床印象来判断的。只有针对肉毒毒素的中和抗体才会干扰该肉毒毒素的临床效果，并且这种情况只能通过临床观察来感知。实际上，接受肉毒毒素注射的患者中，抗肉毒毒素抗体的实际发病率要高得多。即使存在中和抗体，实验室检查能够检测到其存在的比例也并不等同于临床上明显症状的比例。根据作者的经验，临床耐药性的早期迹象非常轻微，容易被忽视。

尽管用于美容治疗的肉毒毒素剂量通常较低，但随着越来越多新的美容应用适应证的出现（特别是在身体上的新兴用途），单个患者多个部位给药的肉毒毒素总剂量远远超过以前使用的剂量。随着肉毒毒素的多种用途（不仅仅是针对皱纹）的开发，患者现在开始了美容治疗之旅，并且接受肉毒毒素治疗的时间比以前更早、更年轻。随着与肉毒毒素注射和其他创伤性程序联合使用或同时注射，或可植入的外源性物质的趋势日益增长，人们越来越担心潜在的免疫原性。应更密切地观察肉毒毒素在真皮中的分布，因为真皮中存在着更密集的抗原递呈细胞群。所有这些实践的演变鼓励我们对待肉毒毒素抵抗问题持认真态度，即使肉毒毒素仅用于美容目的。

肉毒毒素耐药性的最初症状包括临床疗效下降、临床效果不完全或效期缩短。这些只是不同方面的表现。临床疗效下降通常可以通过发病后全身或局部肌肉活动的剩余或不完全肌肉阻滞来检测。如果在

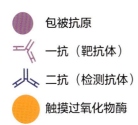

包被抗原

一抗（靶抗体）

二抗（检测抗体）

触摸过氧化物酶

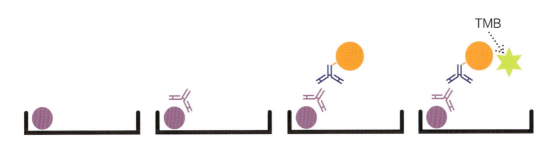

图 3.4　显示了一种间接 ELISA 方法，利用与肉毒毒素血清型肉毒毒素重链相对应的重组肽片段作为包被抗原。通过测试信号水平，可以反映与该表位结合的特异性抗体的量

一段时间内剩余肌肉活动较多，可能被认为是寿命缩短的表现。现在，随着实践方法的不断改进，冷冻治疗的压倒性使用减少了，对细微不足的检测需要更加仔细和警惕地观察，尤其是在治疗后的早期 1~2 周。然而，肉毒毒素治疗已经变得过于常规化。回顾检查常常被省略，并被认为是不必要的。与眼轮匝肌或眉间肌侧角较小的区域相比，宽广的前额肌肉对这些效果的下降更敏感。

在我们的一项研究中，我们使用大肠埃希菌表达系统来制备重组受体结合域（RBD），并将其作为底物来测试患者血清中是否存在针对重链特定表位的抗体。该研究招募了一些有中度至重度肉毒毒素耐药性临床症状和治疗完全失败的患者，并使用间接 ELISA 进行测试（**图 3.4**）。我们发现，ELISA 检测的信号与肉毒毒素作用的临床严重程度呈正相关。为了进一步确认结果，我们将一些具有强阳性 ELISA 检测结果的临床完全失败病例的血清样本进行了小鼠半隔膜测定（MDA），发现其中一部分呈半阳性结果。而那些具有轻度至中度 ELISA 信号的病例在 MDA 检查中均呈阴性。

RBD 抗体是一种可能干扰临床肉毒毒素作用的多种不同中和抗体之一。然而，通常认为小鼠检测是检测肉毒毒素耐药性的标准方法，但它可能不够敏感，无法检测早期的耐药病例。

我们设计了一种间接 ELISA 方法，利用与肉毒毒素血清型肉毒毒素重链相对应的重组肽片段作为包被抗原。通过测试信号水平，可以反映与该表位结合的特异性抗体的量（**图 3.4**）。

参考文献

[1] Albrecht P, et al. High prevalence of neutralizing antibodies after long–term botulinum neurotoxin therapy.Neurology 2019;92: 1–7.

[2] Bellows S, et al. Immunogenicity associated with botulinum toxin treatment. Toxins 2019;11:491 pii: E491. doi:10.3390/ toxins11090491.

[3] Borodic G. Botulinum toxin, immunologic considerations with long–term repeated use, with emphasis on cosmetic applications. Facial Plast Surg Clin North Am. 2007;1:11–16.

[4] Dressler D. Botulinum Toxin Therapy. Stuttgart, New York:Thieme Verlag; 2000.

[5] Dressler D, et al. Antibody induced botulinum toxin therapy failure: Can it be overcome by increased botulinum toxin doses? EurNeurol 2002;47:118–121.

[6] Dressler D, et al. Antibody induced failure of botulinum toxin a therapy in cosmetic indications. Dermatol Surg 2010;36(suppl 4):2182–2187.

[7] Dressler D, Bigalke H. Immunological aspects of botulinum toxin therapy. Expert Rev Neurother.2017;17(5):487–494.

[8] Fabbri M, et al. Neutralizing antibody and botulinum toxin therapy: A systematic review and meta–analysis. Neurotox Res 2016;29(1):105–117.

[9] Göschel H, et al. Botulinum A toxin therapy: Neutralizing and nonneutralizing antibodies – therapeutic consequences. Exp Neurol 1997;147:96–102.

[10] Hefter H, et al. Prospective analysis of neutralising antibody titres in secondary non–responders under continuous treatment with a botulinumtoxin type A preparation free of complexing proteins – a single cohort 4–year follow–up study. BMJ Open 2012;4;2(4). pii: e000646. doi: 10.1136/bmjopen–2011–000646.

[11] Hefter H, Rosenthal D, Bigalke H, Moll M. Clinical relevance of neutralizing antibodies in botulinum toxin long–term treated still–responding patients with cervical dystonia. Ther Adv Neurol Disord. 2019 Dec 16;12:1756286419892078. doi: 10.1177/1756286419892078.

[12] Hefter H, et al. Effective long–term treatment with Incobotulinumtoxin(Xeomin®)without neutralizing antibody induction: A monocentric, cross–sectional study. J Neurol 2020. doi: 10.1007/s00415–019–09681–7.

[13] Lacroix–Desmazes S, Mouly S, Popoff MR, Colosimo C. Systematic analysis of botulinum neurotoxin. Type A immunogenicity in clinical studies. Basal Ganglia 2017; 9:12–17.

[14] Ramos, et al. Clinical response to Incobotulinumtoxin A, after demonstrated loss of clinical response to Onabotulinumtoxin A and Rimabotulininumtoxin B in a patient with musician's dystonia. Mov Disord Clin Pract. 2014;1(4):383–385.

[15] Small R. Botulinum toxin injection for facial wrinkles. Am Fam Physician 2014;90(3):168–175.

[16] Stephan F, et al. Clinical resistance to three types of botulinum toxin type A in aesthetic medicine. J Cosmet Dermatol 2014;13(4):346–348.

[17] Torres S, et al. Neutralizing antibodies to botulinum neurotoxin type A in aesthetic medicine: Five case reports. Clin Cosmet Investig Dermatol 2014;7:11–17.

第4章 不同品牌肉毒毒素之间的转换和计算

Jürgen Frevert and Yates Yen-Yu Chao（于尔根·弗雷维特和赵彦宇）

目 录

技术考虑因素

Jürgen Frevert（于尔根·弗雷维特）

肉毒毒素的制造

获得美国食品药品监督管理局（FDA）批准的肉毒毒素的制造过程从肉毒毒素的发酵开始。制造商使用所谓的肉毒毒素 Hall 菌株（**表 4.1**），尽管 Allergan 的 Hall-hyper 菌株可能具有不同的孢子形成特性。虽然菌株是否相同尚不清楚，但所有产品中肉毒毒素的氨基酸序列似乎是相同的。从本质上讲，所有产品中的药理活性物质（150 kDa 肉毒毒素）的作用是相同的，这反映相似的临床特性。然而，这并不意味着所有产品中的肉毒毒素完全相同，因为药物的制造工艺不同。生物技术学家创造了"药品就是过程"的概念，因为蛋白质的三级结构（折叠）可能会受到纯化过程的影响。可以推测，这可能会导致不同的表位结构，这意味着针对一种药物形成的抗体可能会与另一种药物的所有表位结合。

在梭状芽孢杆菌的生长和裂解后，通过应用不同的纯化方案来纯化肉毒毒素（**图 4.1**）。Onabotulinumtoxin A 通过乙醇沉淀纯化，随后进行硫酸铵沉淀和溶解（"结晶"），形成一个大的复合物（900 kDa 复合物）。该复合物由 150 kDa 的肉毒毒素与其他几种蛋白质结合而成，被称为复合蛋白质或肉毒毒素相关蛋白质（NAPs）。Abobotulinumtoxin A 则通过离子交换色谱处理，提供了一个复合物混

表 4.1　常见品牌 A 型肉毒毒素的比较

A 型肉毒毒素	Abobotulinumtoxin A	Onabotulinumtoxin A	Incobotulinumtoxin A
品牌名称	Dysport(吉适 ®)	Botox®（保妥适®）	Xeomin®（西马®）
梭菌菌株	Hall	Hall-hyper	ATCC3502(Hall)
介绍	冷冻干燥（冻干）的粉末，用于重组	用于重组的真空干粉	冷冻干燥（冻干）的粉末，用于重组
隔离过程	沉淀和色谱	降水	沉淀和色谱
成分	肉毒毒素 HA 和非 HA 蛋白 鞭毛蛋白	肉毒毒素 HA 和非 HA 蛋白	肉毒毒素
辅料	500 U/ 瓶 ‡ : 125 µg 人血白蛋白，2.5 mg 乳糖	100 U/ 瓶 ‡ : 0.5 mg 人血白蛋白，0.9 mg 氯化钠	100 U/ 瓶 ‡ : 1 mg 人血白蛋白，4.6 mg 蔗糖
分子量（kDa）	未公布	900	150
梭状芽孢杆菌蛋白的大致总含量	4.35 ng(500 U)	5.0 ng(100 U)	0.44 ng(100 U)
肉毒毒素蛋白质负荷（每 100 U 的肉毒毒素）	0.65 ng	0.73 ng	0.44 ng
特异性肉毒毒素效力（每 ng 肉毒毒素的效力）	154 U/ng	137 U/ng	227 U/ng

Source: Modified from Frevert 2015.

‡ 三种商业化可用的肉毒毒素制剂的测量 U 是各制造商专有的，不能互相替换。

* 这取决于 U 的数量。HA，血凝素。

合物，其具体成分尚未公开发布。此外，Abobotulinumtoxin A 还含有其他细菌蛋白，即鞭毛蛋白（有关免疫原性的内容请参阅第 3 章）。另一方面，Incobotulinumtoxin(Inco) A 经过一系列色谱步骤纯化，产生 150 kDa 的纯化肉毒毒素，不含任何其他梭菌蛋白或杂质，例如肉毒毒素中的核酸。复合蛋白对于治疗效果来说是不必要的，因为它们不会影响生物活性，并且对产品的药理特性没有任何好处。

测量生物活性

　　所有批次的肉毒毒素产品在发布前均经过效力测试。该测定必须能够量化 150 kDa 肉毒毒素的活性分子的量，即必须捕获作用机制的所有步骤（作用机制见药理学第 1 章）。卫生机构批准用于所有产品的测定法是 LD50 测定法，这是毒理学中开发的一种测定法，用于量化化学品的毒性（**图 4.2**）。在这个实验中，将不同稀释系列的肉毒毒素注射到小鼠的腹腔中，注射量为 0.5 mL。经过 72 h，统计死亡小鼠的数量。这样就可以计算 LD50U，该 U 定义为每组中 50% 小鼠的致死剂量。该测定与每个肉毒毒素制造商专有的标准同时进行，并与标准（"平行线测定"）进行比较来计算效力。由于该生物测定中的几个参数因制造商而异（与动物相关的差异，例如品系、年龄、饮食、笼养），最重要的是稀释剂和标准的差异，因此 LD50 测定的结果可能有所不同。因此，LD50U 是每种产品专有的，不能直接比较，这强调了临床头对头研究的必要性（**图 4.3**）。为了测量肉毒毒素，将重构的小瓶用盐水进一步稀释约 100

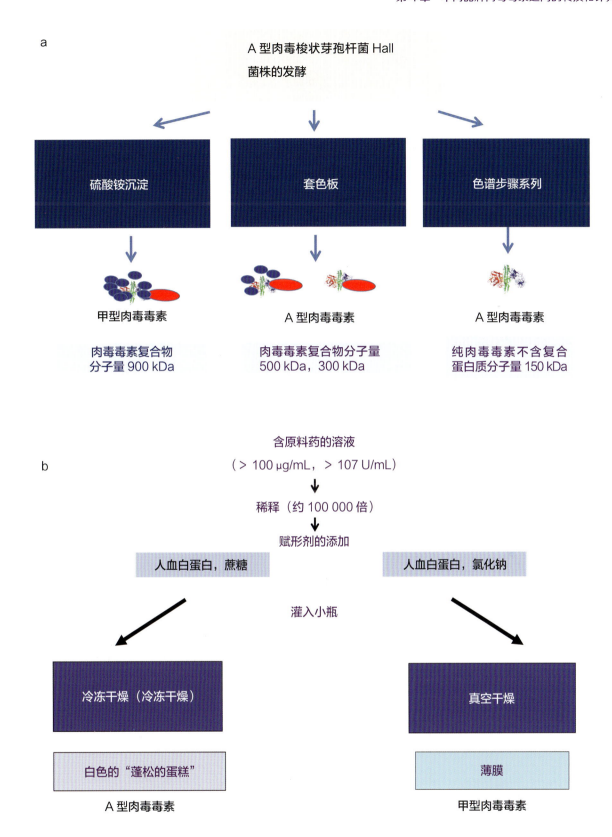

a

A 型肉毒梭状芽孢杆菌 Hall
菌株的发酵

硫酸铵沉淀

套色板

色谱步骤系列

甲型肉毒毒素

A 型肉毒毒素

A 型肉毒毒素

肉毒毒素复合物
分子量 900 kDa

肉毒毒素复合物分子量
500 kDa，300 kDa

纯肉毒毒素不含复合
蛋白质分子量 150 kDa

b

含原料药的溶液

（＞100 μg/mL，＞107 U/mL）

稀释（约 100 000 倍）

赋形剂的添加

人血白蛋白，蔗糖

人血白蛋白，氯化钠

灌入小瓶

冷冻干燥（冷冻干燥）

真空干燥

白色的"蓬松的蛋糕"

薄膜

A 型肉毒毒素

甲型肉毒毒素

图 4.1　肉毒毒素的制造过程。a. 制造原料药（含有肉毒毒素的溶液或嵌入肉毒毒素的复合物）。b. 药品（Onabotulinumtoxin、Incobotulinumtoxin）的制造

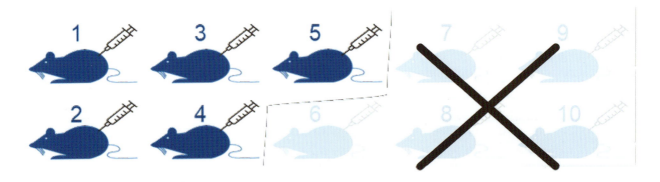

图 4.2 每批肉毒毒素产品的效力测试均在批次放行前进行，以确保效力一致。在此之前，使用 LD50 测试来评估毒性（1 LD50U 等于杀死一组小鼠 50% 的肉毒毒素剂量）

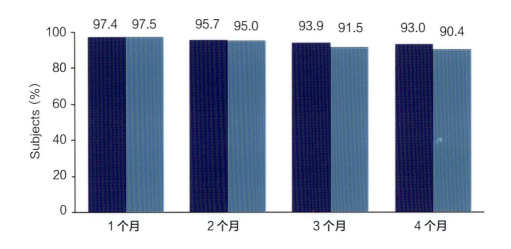

图 4.3 比较治疗眉间纹的头对头对照试验 [Incobotulinumtoxin A（左栏）和 Onabotulinumtoxin A（右栏）]：对治疗满意的患者比例（*n* = 255）(From Kane MA, et al. Dermatol Surg. 2015, 41(11):1310-9, with permission.)

倍。Abobotulinumtoxin 在含有明胶和磷酸盐缓冲液的溶液中进行分析，而 Incobotulinumtoxin 在含有人血白蛋白的盐水中进行稀释。

最近，基于细胞的测定法（CBA）已经取代了 LD50 测定法。肉毒毒素的效力是通过在人神经母细胞瘤细胞中进行测定的。应用诱导多能干细胞（iPSC）来分析肉毒毒素的效力（图 4.4）。Abobotulinumtoxin 的 CBA 细节尚未公布。CBA 与 LD50 测定进行了广泛的交叉验证，以提供相同的效力结果（U 仍然是 LD50U，使用不同的分析程序）。

轻链的蛋白酶活性也可以通过特定的测定方法来确定。然而，这些测定只能捕获部分活性（不分析结合和易位）。因此，仅根据文献报道的轻链测量得出结论是不够的。作者发现 Abobotulinumtoxin 具有更高的蛋白酶活性，并得出结论，它含有更多活性的肉毒毒素分子，因此在以相同剂量注射时，作用持续时间更长。但只有通过确定作用模式的所有步骤（包括 SNAP25 的结合、易位和裂解）才能得出 Abobotulinumtoxin 中活性分子数量的结论。

肉毒毒素在效力测定中的比较

对 Onabotulinumtoxin 和 Incobotulinumtoxin 在 Allergan 的 LD50 测定法中进行了比较；该测试中肉毒

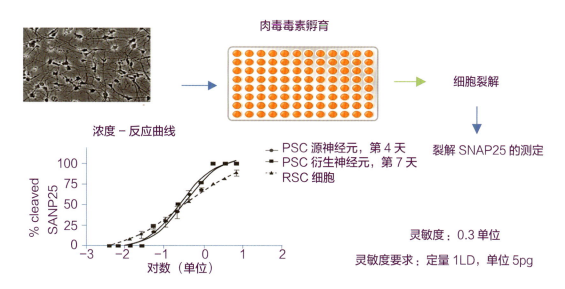

图 4.4　当前的高灵敏度细胞基因测定法

毒素的效力降低了 25%。Merz 的 LD50 测定分析表明，Onabotulinumtoxin 和 Incobotulinumtoxin 是等效的。这种差异可以部分地通过不同的稀释剂来解释。在 Allergan 的测试中，重构的小瓶仅用盐水稀释，导致人血白蛋白（HSA）浓度低于 5 μg/mL，与临床浓度在 100 ~ 200 ng/mL 之间有很大差异。根据药理学研究，当浓度极低（pg/mL）时，需要"蛋白质稳定剂"（如 HSA 或明胶）或表面活性剂来保持肉毒毒素分子的溶解。这种稳定剂的功能尚不清楚；据推测，它可以防止肉毒毒素黏附在小瓶的玻璃表面上。与 Allergan 的测试相反，Merz 将 HSA 添加到盐水中来测试肉毒毒素，以模拟临床中的重构小瓶。由于测试中的稀释剂反映了临床情况，因此可以得出结论——Onabotulinumtoxin 和 Incobotulinumtoxin 是等效的。这在另一种效力测定中得到了证实，即小鼠半隔膜测定。在这个测试中，生物活性是通过离体的器官槽测定的，使用的是膈神经半膈肌组织（小鼠）。与 Incobotulinumtoxin 相比，Onabotulinumtoxin 在这个测试中的活性略低。尚未发表关于产品进行细胞测试的研究，可能是因为产品中不同的赋形剂会影响测定，阻止了直接比较。总之，临床前测试证明了 Onabotulinumtoxin 与 Incobotulinumtoxin 的剂量比为 1 : 1。

与效力等效性相反，Onabotulinumtoxin（或 Incobotulinumtoxin）和 Abobotulinumtoxin 之间的剂量比尚不清楚。在早期研究中，Onabotulinumtoxin 和 Abobotulinumtoxin 使用了 Allergan 测定法和 Ipsen LD50 测定法进行分析。与 Allergan 测定法不同，Ipsen 测定法（或 Speywood 测定法，以分销 Dysport 的公司之一命名）在磷酸盐缓冲液中使用含明胶的稀释剂作为稳定剂（代表产品中的 HSA）。在这个效力测定法中，将标准制剂的 Abobotulinumtoxin（500 U）与 100 U 的 Onabotulinumtoxin 进行比较，显示剂量比为 1 : 1.7。其他研究报道的剂量比为 1 : 2.86 和 1 : 1.9。这些结果不能轻易转化为临床疗效，因为与其他产品相比，一瓶 Abobotulinumtoxin 中的 HSA 含量相对较低。如果用 2.5 mL 生理盐水复溶 500 U 的 Abobotulinumtoxin，HSA 浓度仅为 50 μg/mL（Onabotulinumtoxin 为 200 μg/mL，Incobotulinumtoxin 为 400 μg/mL）。最近证明，HSA 的浓度会影响半隔膜测定中可检测到的活性肉毒毒素的量。作者得出的结论是：与其他两种含有较高浓度 HSA 的肉毒毒素产品的剂量相比，HSA 含量较低也是导致 Abobotulinumtoxin 所需剂量较高的原因。此外，据报道在低浓度的 HSA（如 Abobotulinumtoxin）下，活性丧失呈时间依赖性。这可能解释了临床前测试和临床研究文献中报道的不同剂量比例（见下文）。因此，只有临床头对头研究才能提供 Abobotulinumtoxin 与其他产品的充分剂量关系。

各品牌肉毒毒素中肉毒毒素蛋白的含量和效力

根据 Frevert（2010）的数据（**表 4.1**），每 100 U 中 150 kDa 肉毒毒素的含量如下：Onabotulinumtoxin 为 0.73 ng，Abobotulinumtoxin 为 0.65 ng，Incobotulinumtoxin 为 0.44 ng。需要强调的是，蛋白质的数量并不能提供关于活性肉毒毒素分子含量的任何信息，这只能通过活性/效力测定来确定。根据这些数据，我们可以计算出每单位肉毒毒素蛋白质的特定效力或生物活性，结果显示 Incobotulinumtoxin 的特定生物活性（U/ng）最高，为 227 U/ng，而 Onabotulinumtoxin 为 137 U/ng，Abobotulinumtoxin 为 154 U/ng。由于 0.73 ng 的 Onabotulinumtoxin 与 Incobotulinumtoxin 具有相似的效力，我们可以推测 Onabotulinumtoxin 中的肉毒毒素部分可能由于最终药物制造中使用的特定真空干燥过程而失活或变性。注射大量的部分变性抗原蛋白（肉毒毒素）可能会引起免疫原性的后果（参见第 3 章有关免疫原性的内容）。

不同品牌的肉毒毒素产品在美容实践中的应用

Yates Yen-Yu Chao（赵彦宇）

理论上，在将不同品牌相同量的活性肉毒毒素分子以相同方式注射到患者体内时，临床疗效和持续时间应该是相同的。然而，关于不同市售产品是否相同的说法可能不可靠。不同机构的研究结果似乎存在严重的差异。虽然不同实验室的条件可能有所不同，但在实际临床中，在正常人体状态下的使用情况才是从业者真正关心的。任何基于实验室检测的研究结果都需要通过临床研究进一步验证。然而，即使是解释和采取措施也可能存在偏差和偏见。

肉毒毒素产品比较的临床研究

一项为期 12 个月的涉及 1256 名接受上面部治疗的患者的回顾性多中心研究发现，就患者满意度、剂量和耐受性而言，Inco 和 Ona 之间没有差异。另一项为期 4 个月的涉及 381 例眉间纹病例的前瞻性多中心双盲研究发现，Inco 和 Ona 在起效时间、临床疗效和患者满意度方面相同。治疗剂量降低（从 24 U 降至 20 U）。注射者对所使用的产品一无所知。Kane 等在 2015 年重复了这项研究，证明这两种肉毒毒素对 250 名女性患者的效力大致相同。Muti 对低剂量（12 U）Inco 和 Ona 治疗鱼尾纹的面部研究和交叉研究发现，它们在临床疗效、持续时间和患者满意度方面几乎相同。Moers-Carpi 对 Inco 30 U 与 Ona 20 U 进行比较的研究基于不公平的预设假设（因为过度填充肌肉不会产生额外的可测量效果），导致产生有偏见的结论：即效率比为 3∶2（Ona 对 Inco）。这个结论在一项关于眉间纹的对半脸研究中得到了相反的验证，该研究使用了 Ona 12 U 和 Inco 8 U，得出了相反的结论（比例为 2∶3）。大部分关于 Inco 和 Ona 在美容用途上比较的荟萃分析得出了它们的临床疗效相似、没有太大差异的结论。

Abo 和 Ona 之间的比例一直存在争议。早期的研究中存在过量注射的问题，弥散问题和注射模式也会影响转换比例的计算。大多数建议的比例为 1∶2.5 至 1∶3。最近 Abo 与 Inco 的转换比例趋向于 1∶2.5。

肉毒毒素在美容实践中的临床观察

如果两种品牌肉毒毒素具有相同的临床功效和效力，则它们在生理 pH 下解离后的活性功能分子数量应该几乎相同。然而，这两种不同品牌药品的肉毒毒素总量、分子量和微环境可能不同。不同品牌的肉毒毒素可能使用不同的配方、赋形剂和制造方法，这可能会影响肉毒毒素分子在组织中的弥散和分布。当假设成立时，微观观点应该与临床数据相一致。然而，我们仅仅根据评分者或患者给出的 U 数量和评分来假设相等或不相等，仍然是不客观的。肉毒毒素制剂和构成环境的赋形剂确实可以影响肉毒毒素的特性，即使在相同体积的肉毒毒素液中具有相同数量的活性分子。例如，人血白蛋白可以稳定肉毒毒素肽，并且可能会影响在不同实验室条件下的肉毒毒素性能。尽管不同研究对不同品牌肉毒毒素弥散趋势的结论相互矛盾，但弥散特征和对肉毒毒素效果的主观感受的差异是很容易被察觉的。注射肉毒毒素在组织中的临时环境决定了弥散趋势。注意力是其中的一个因素。弥散倾向较小的肉毒毒素在小肌肉中的作用可能与容易弥散的肉毒毒素相似，但在较大的肌肉中可能显得效果较差，因为注射点位有限时覆盖范围会减少。这种情况在日常实践中确实会发生，并且更常见于大肌肉（参见第 16 章），如抬头纹和鱼尾纹注射（图 4.5）。肉毒毒素制剂的稳定性可能会影响其效果的均等性，尤其是在肉毒毒素配制后的不同时间点与其他产品相比较时。当研究条件涉及更多肉毒毒素在前额区域的分布时，弥散趋势可能会对临床治疗效果的评估产生影响。

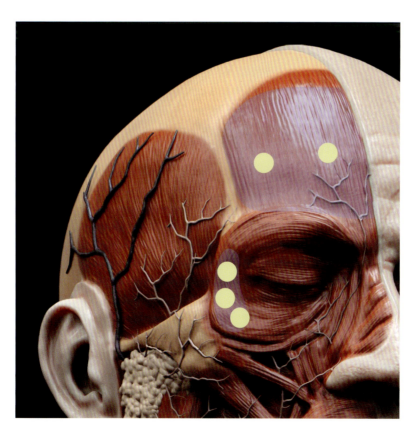

图 4.5　对于抬头纹和鱼尾纹的治疗，每个注射点位的肉毒毒素剂量和重构浓度之间的差异并不大。然而，与宽广的前额区域相比，鱼尾纹需要被肉毒毒素覆盖的区域非常狭小

参考文献

[1] Ahn BK, et al. Consensus recommendations on the aesthetic usage of botulinum toxin type A in Asians. Dermatol Surg 2013;39:1843–1860.

[2] Bradshaw M, et al. Regulation of neurotoxin complex expression in Clostridium botulinum strains 62A, Hall A–hyper, and NCTC 2916. Anaerobe 2004;10(6):321–333.

[3] Bigalke H, Rummel A. Botulinum neurotoxins: Qualitative and quantitative analysis using the mouse phrenic nerve hemidiaphragm assay (MPN). Toxins(Basel)2015 7(12):4895–4905.

[4] Dashtipour K, Chen JJ, Espay AJ, Mari Z, Ondo W. OnabotulinumtoxinA and AbobotulinumtoxinA dose conversion: A systematic literature review. Mov Disord Clin Pract. 2016 3(2):109–115.

[5] Dineen SS, et al. Neurotoxin gene clusters in Clostridium botulinum type A strains: sequence comparison and evolutionary implications. Curr Microbiol 2003;46(5):345–352.

[6] Dressler D, et al. Measuring the potency labelling of OnAbobotulinumtoxinA (Botox®) and IncobotulinumtoxinA (Xeomin®) in an LD50 assay. J Neural Transm 2012;119:13–15.

[7] Elridy AS, et al. Comparison of the clinical efficacy of Abobotulinumtoxin A(Abobotulinumtoxin)and OnAbobotulinumtoxin A (Ona) in the treatment of crow's feet wrinkles: A split–face study. Semin Ophthalmol 2018;33(6):739–747.

[8] Fern á ndez–Salas E, et al. Botulinum neurotoxin serotype A specific cell–based potency assay to replace the mouse bioassay. PLoS One 2012;7(11):e49516.

[9] Field M, et al. AbobotulinumtoxinA (Dysport®), OnAbobotulinumtoxinA (Botox®), and IncobotulinumtoxinA (Xeomin®) neurotoxin content and potential implications for duration of response in patients. Toxins2018;10:535 pii: E535. doi: 10.3390/toxins10120535.

[10] First ER, et al. Dose standardisation of botulinum toxin. Lancet 1994;343:1035.

[11] Frevert J. Content of botulinum neurotoxin in Botox (R) /Vistabel (R), Dysport(R)/Azzalure (R), and Xeomin (R)/Bocouture (R). Drugs R D 2010;10:67–73.

[12] Frevert J. Pharmaceutical, biological, and clinical properties of Botulinum. Drugs R D 2015;15:1–9.

[13] Frevert J, et al. Complexing proteins in botulinum toxin type A drugs: A help or a hindrance? Biologics2010;4:325–332.

[14] Frevert J, et al. Presence of clostridial DNA in botulinum toxin products. Toxicon 2015;93(suppl.):S28–S41.

[15] Goodnough, et al. Stabilization of botulinum toxin type A during lyophilization. Appl Environ Microbiol1992;58:3426–3435.

[16] Goschel H, et al. Botulinum A toxin therapy: Neutralizing and nonneutralizing antibodies – therapeutic consequences. Exp Neurol 1997;147(1):96–102.

[17] Hambleton P, et al. Potency equivalence of botulinum toxin preparations. J R Soc Med 1994;87:719.

[18] Hunt T, Clarke K. Potency evaluation of a formulated drug product containing 150–kd botulinum neurotoxin type A. Clin Neuropharmacol 2009;32(1):28–31.

[19] Kane MAC, et al. A randomized, double–blind trial to investigate the equivalence of IncobotulinumtoxinA and OnabotulinumtoxinA for glabellar frown lines. Dermatol Surg 2015, 41(11):1310–1319.

[20] Kassir R, et al. Triple–blind, prospective, internally controlled comparative study between AbobotulinumtoxinbotulinumtoxinA and OnAbobotulinumtoxintulinumtoxinA for the treatment of Facial Rhytids. Dermatol Ther(Heidelb)2013 Dec;3(2):179–189.

[21] Kutschenko A, et al. The role of human serum albumin and neurotoxin associated proteins in the formulation of BoNT/A products. Toxicon 2019;168:158–163.

[22] Lorenc ZP, et al. Consensus panel's assessment and recommendations on the use of 3 botulinum toxin type A products in facial aesthetics. Aesthet Surg J 2013;33(1 Suppl):35S–40S.

[23] Michael A, et al. A randomized, double–blind trial to investigate the equivalence of IncobotulinumtoxinA and OnAbobotulinumtoxinA for glabellar frown lines. Dermatol Surg 2015;41(11):1310–1319.

[24] Moers–Carpi M, et al. A randomised, double–blind comparison of 20 units of OnabotulinumtoxinA with 30 units of

IncobotulinumtoxinA for glabellar lines. J Cosmet Laser Ther 2012;14(6):296−303.

[25] Muti G, Harrington L. A prospective rater− and subject−blinded study comparing the efficacy of IncobotulinumtoxinA and onAbo botulinumtoxintulinumtoxinA to treat crow's feet: A clinical crossover evaluation. Dermatol Surg. 2015 Jan;41(Suppl 1):S39−S46.

[26] Pan L, et al. Comparing lanbotulinumtoxinA (Hengli[®]) with OnAbobotulinumtoxinA (Botox[®]) and IncobotulinumtoxinA (Xeomin[®]) in the mouse hemidiaphragm assay. J Neural Transm(Vienna)2019;126(12):1625−1629.

[27] Panjwani N, et al. Biochemical, functional and potency characteristics of type A botulinum toxin in clinical use. Botulinum J 2008;1(1):153−166.

[28] Prager W, et al. Botulinum toxin type A treatment to the upper face: Retrospective analysis of daily practice. Clin Cosmet Investig Dermatol 2012;5:53−58.

[29] Prager W, et al. Incobotulinumtoxin a for aesthetic indications: A systematic review of prospective comparative trials. Dermatol Surg 2017;(7):959−966.

[30] Sattler G, et al. Noninferiority of IncobotulinumtoxinA, free from complexing proteins, compared with another botulinum toxin type A in the treatment of glabellar frown lines. Dermatol Surg 2010;36(Suppl 4):2146−2154.

[31] Schantz EJ, Johnson EA. Properties and use of botulinum toxin and other microbial neurotoxins in medicine. Microbiol Rev 1992;56:80−99.

[32] Schellekens H, Casadevall N. Immunogenicity of recombinant human proteins: Causes and consequences. J Neurol 2004;251(Suppl 2):114−119.

[33] Van den Bergh P, et al. (1996) Dose standardisation of BTX. In: 3rd International Dystonia Symposium, 9−11 October, 1996, Miami, Florida. Affiliated National Dystonia Associations, Chicago, p 30.

[34] Whitemarsh RC, et al. Novel application of human neurons derived from induced pluripotent stem cells for highly sensitive botulinum neurotoxin detection. Toxicol Sci 2012;126:426−435.

[35] Zbinden G, et al. Significance of the LD50−test for the toxicological evaluation of chemical substances. Arch Toxicol. 1981;47(2):77−99.

第5章 轮廓塑造和面部动态的审美标准

Yates Yen-Yu Chao（赵彦宇）

目 录

现代美容医学的快速发展归功于肉毒毒素这种微小分子蛋白质，它通过作用于肌肉纤维和皮肤附属器的多个神经末梢发挥作用。肉毒毒素在美容整形领域的应用可以追溯到它在治疗眼睑痉挛时的偶然发现。通过调节眼外肌的运动，能减少眉间纹的出现。在注射了少量肉毒毒素后，深度皱纹迅速而明显地消失，就像魔术一样神奇，部分正常肌肉运动被暂时停止。

随着美容整形手术的商业化，人们逐渐相信肉毒毒素在恢复活力和改善外貌方面的效果。这促使他们购买肉毒毒素制剂来恢复面部年轻化。然而，魔术也可能有相反的效果。目前尚不清楚面部美学的一过性瘫痪是否与吸引力或年轻化治疗相关。

皱纹的形成

皱纹的形成是由于面部肌肉模仿最初的动态收缩，这些肌肉会拉动或挤压面部软组织，形成动态纹。随着时间的推移，这些暂时的动态纹逐渐变成了永久的皱纹。持久存在的深凹痕标志着年龄增长，展示了肌肉反复活动的痕迹。然而，皱纹（特别是动态纹）也反映了面部的正常动态，以及个体的表情、心情、情绪和幸福感。动态的表情和富有表现力的皱纹是天生的、正常的；眼眶周围的轮廓线和嘴角的皱纹是自然的，当它们出现在青少年脸上时，并不意味着年龄的增长。在治疗皱纹时，我们必须意识到表情肌运动或与肌肉收缩有关的皱褶和线条并没有问题。问题不在于线条本身，而在于这些线条的模式以及邻近结构的呈现，它们代表了组织松弛和软组织下垂。

肉毒毒素在减少皱纹中的作用

我们用肉毒毒素来减少皱纹的机制是控制我们的表情肌。当我们分析一个年轻人脸上的微笑纹和一个老年人脸上的皱纹时，可以很快发现它们之间的区别并不在于皱纹本身，甚至深浅也并不重要，而在于其代表衰老过程的模式（**图 5.1**）。老化过程中出现的皱纹代表着衰老信息，包括数量、密度、排列、深度、弯曲、分布以及与周围组织的关系，如凸出和 / 或下垂、扭曲和 / 或牵引、凹陷和波纹。这意味着仅仅消除肌肉运动并不能将衰老的面容变为年轻的面容。然而，消除局部面部运动或选择性地固定面部标志会使面部看起来很奇怪（**图 5.2**）。注射肉毒毒素来矫正衰老的过程应该更加注重运动的调节，而不是停止运动。

在治疗过程中，应该明智和艺术地调整肌肉的活动范围或幅度，以与确定的理想年龄和整个面部呈现相匹配。其他治疗方法应该作为整体治疗计划的一部分来设计和使用，而不仅仅是抑制肌肉功能。

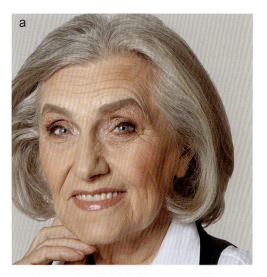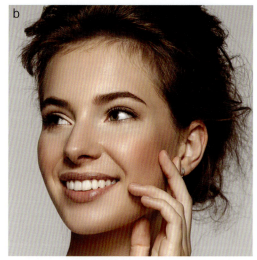

图 5.1 老年女性（a）和年轻女性（b）都会有鼻唇沟。鼻唇沟通常被视为衰老的迹象，患者希望通过治疗来消除它们。然而，鼻唇沟是面部正常轮廓的一部分，代表着微笑和积极的表情。鼻唇沟是否被认为是衰老的标志取决于附近组织的曲线、皮肤质地、脸颊的丰满程度和褶皱模式

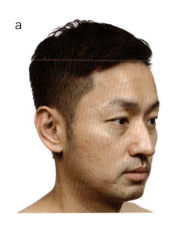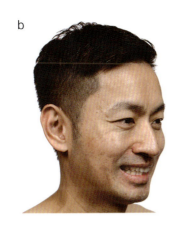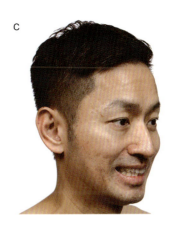

图 5.2　面部表情是由多个面部结构的综合运动组成的。使用图形软件，将 a 的上半脸与 b 微笑的下面部合并在一起，形成了 c 的奇怪面容，类似于我们在治疗肉毒毒素脸时遇到的情况，其中部分微笑与不协调的静态眶周区域结合在一起

消极的表情

　　药物肌肉调节被称为一种可以改变表情和情绪的创新方法。最初的目标是控制肌肉收缩的结果，但现在已经进一步发展为控制肌肉功能，更具体地说是控制表达功能。在定义哪些表情应该被称为消极表情时，审美判断很重要。减除正常面部轮廓的一部分或正常表情功能的一部分，是否像切断神经或肌肉毁容手术一样？破坏性治疗会牺牲正常结构的正常功能，如影响行走或核心肌肉平衡，这将被视为一个伦理问题。以这样的方式，消除患者表达愤怒或悲伤的表情似乎是不人道的。如果我们面部的肌肉系统同时控制运动功能和形成皱纹，我们应该仔细调整目标和注射剂量，以降低肌肉运动的力度和范围，而不是完全阻止它运动。

瘫痪的美丽和扭曲的优雅

　　随着肉毒毒素的日益普及，它已经成为医疗美容的常规手段，并且其使用方法也越来越多样化。不幸的是，人们也越来越容易看出治疗过度或不当治疗。让我们回顾一下我们最初的目的和患者对注射肉毒毒素的要求。难道他们真的希望告诉别人，他们的脸上注射了肉毒毒素吗？他们真的认为那些可以识别出注射过肉毒毒素的脸更漂亮吗（图 5.2 c）？外行人怎么能判断出效果好不好呢（参见第 6 章）？

　　大多数要求或接受常规肉毒毒素治疗的患者原本面部肌肉运动完全正常。然而，对面部肌肉功能进行改变或消除可能会使正常变为异常。从我们出生开始，我们就开始学习用眼神交流，并且非常了解正常的面部运动的情绪表达。这就是我们阅读非语言信息的方式，也能够让我们识别朋友面部麻痹等情况，当然还包括不明原因的医源性面部不动或面部亚单位的不协调。

　　完全瘫痪肌肉的治疗并不困难。通过战略性的肉毒毒素精确定点定量分布，考虑整个面部的平衡和表情功能，更像是一种审美艺术，调节肌肉活动，释放肌肉的过度张力或过度运动，通过抑制过度活跃和凸出的肌肉群达到平衡状态，修改协同作用以实现更加优雅，减少某个区域的幅度同时保持原有的和谐感，并掩盖一些次优因素，如不对称、创伤后遗症以及轮廓/功能限制。注射肉毒毒素可以适度减少和掩盖衰老的迹象。

动态纹和表情管理

皱纹管理的艺术并非完全去除皱纹，而是对皱纹进行修饰、减少和改善；肉毒毒素治疗的理念是减少和改变肌肉活动，同时保持其功能平衡和表现力。

眉毛的位置和形状

眉毛的位置和形状与眉毛的分布、眉骨和脂肪的凸出程度密切相关。眉毛可以通过周围肌肉的运动而抬起、下拉。随着年龄的增长，可能会出现韧带松弛、骨质吸收和脂肪/软组织下垂的情况。通过注射肉毒毒素抬高下垂位置或改变眉毛原始形状，实际上是通过改变肌肉之间的平衡或创造新的平衡来实现的。对称注射非常重要。考虑到肌肉的协同作用，注射剂量应适度。

眼睛孔径

肉毒毒素已被用于治疗靠近下睑边缘的眼轮匝肌，轻度减少闭合并改变下睑的曲线模式和睁眼程度。在出现眼睑过度收缩或反向上翻时，注射剂量应该非常小。该治疗仅适用于肌肉过度收缩导致下睑曲线扭曲或微笑时过度向上遮盖眼球的病例。

咬肌

咬肌肉毒毒素注射应仅限于下部，以保留咬肌正常的咀嚼功能。进一步完善咬肌治疗技术应包括根据形态要求调整注射点位的适应性设计（详见第18章）。

嘴角纹

注射肉毒毒素阻断向下牵拉的肌肉可以增强将嘴角向上牵拉的提升肌肉的作用。对于那些显示出过度紧张的下拉肌肉活动的患者，应强调保守剂量进行治疗。破坏嘴轴周围正常平衡的干预措施可能会导致奇怪的静态嘴形和动态嘴形，并可能干扰正常发音。

小腿

治疗小腿肌肉通常需要比标准用途更多的肉毒毒素剂量，因为腓肠肌和比目鱼肌的体积更大。目标肌肉的功能对于身体运动和姿势支持至关重要。抑制正常小腿功能以及对高剂量肉毒毒素的需求增加了其争议性。治疗应该保守用药，目标是塑造轮廓，而不是影响整个肌肉的活动。注射应仅限于凸出的部位，以保持站立、行走和奔跑的正常功能。

背部和肩部

对于背部和肩部也有类似小腿的担忧。对于这些躯干肌肉来说，运动功能和中心轴体平衡是至关重要的，比任何其他更好的外观追求都重要。

前额

额肌收缩时会拉起与插入纤维相连的结构。前额肌的收缩会使眉毛、上睑以及相邻的软组织像窗帘一样上升和移动。肌纤维的附着点更集中在眉毛的末端，这使得皮肤在韧带结构与眶缘相连接的地方出现凹陷。提升力从内侧到外侧表现出不同的强度和方向，并在个体之间存在差异。前额肌的张力使软组织和皮肤被挤压成皱褶和沟槽。上述变量以及皮肤和软组织的状况，使得受挤压区域的沟槽更深、更弯曲。这种皱纹很好地反映了个体肌肉的动态特征，是个人特征的重要组成部分。这种皱纹与眉毛的运动密切相关，眉毛像旗帜一样吸引视觉注意力。

前额肉毒毒素治疗是一种常见的治疗方法。了解位于额骨上的额肌的分布并不困难，可以通过肉眼观察动态纹的分布和用手触诊来进行。如果能够确定肉毒毒素扩散范围的信息，通过彻底的肉毒毒素治疗，完全消除这些皱纹是可以轻松实现的。但是，冻结面部结构并不理想，也不应该是前额肉毒毒素治疗的目标。相反，下一层次的治疗应该尊重肌肉分布和运动的原始模式，并更好地保持面部表情，保持原始的眉毛对齐，而不是过度考虑面部下垂、组织松弛或眼睑下垂的患者的代偿性眉毛抬升（参见第14 章）。

皱眉

皱眉是多个肌肉在眉心区域内或附近做收缩的动作。通常，皱眉肌的主要作用是向中心和稍微向下的方向施加力量。然而，在实践中，包括额肌、眼轮匝肌、鼻横肌、降眉肌、鼻翼肌和多个口唇提肌纤维在内的附近肌肉之间存在不同的协同作用模式。眉毛的形状是各种表情的重要组成部分，包括皱眉。这些相关肌肉控制着周围结构的运动。当肉毒毒素抑制其中一块肌肉时，多块复杂的肌肉之间就会出现不平衡。除了向上和向下牵拉外，张力还在中央和外侧组分之间保持。当其中一块肌肉变弱时，会发生补偿性的功能亢进（图 5.3）。在进行该区域的肉毒毒素治疗时，相关结构的位置和形状也是需要关注的问题。

一些长期的动态纹在没有肌肉收缩的情况下会变得永久和可见。这些永久的肌肉活动痕迹也应该注射填充剂进行填充（参见第 17 章）。

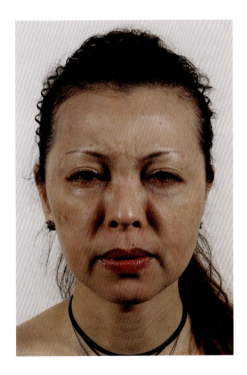

图 5.3　皱眉动作常涉及眉间复合体肌及周围肌肉，包括额肌、鼻横肌、眼轮匝肌等。在注射肉毒毒素阻断皱眉肌和前鼻横肌后，这两块肌肉仍然会有轻微的残余收缩，而中央眼轮匝肌和口唇提肌的收缩也非常明显。从这些重新排列的肌肉运动中产生的表情令人费解，并且与我们熟悉的任何模式都完全不同

鱼尾纹

鱼尾纹是在外眼角肌肉收缩时出现扇形放射的褶皱。肉毒毒素注射的目标肌肉是眼轮匝肌的外侧，它围绕着眼睛孔径，使眼睛闭合。这些动态纹传达着微笑和大笑的信息，并不是需要消除的不良特征。然而，随着年龄的增长，这些皱纹的深度和程度会加剧，并且它们的模式也会发生变化，作为衰老的标志。传统意义上，建议在骨眶的边缘附近注射眼轮匝肌，但这些皱纹延伸到眶下区域、颧弓上方和颞部的外侧。

不应该去除快乐和幸福的积极信息。经过肉毒毒素治疗后，一个充满活力的循环已经被打破，部分肌肉瘫痪，看起来有些病态。可能会出现进一步破坏形象并放大对比的情况。注射肉毒毒素必须小心，因为肉毒毒素注射的一些内侧延伸可能会干扰眼睑的闭合功能，并加重眼袋问题。在颧骨区域较低的注射位置可以作用于口唇提肌。然而，对于眼轮匝肌较宽的患者，标准注射方案的覆盖范围似乎有限。

根据皱纹的形状和分布，个性化地选择以艺术的方式将肉毒毒素注射到外侧眼轮线。小心保持肌肉活动可以保留兴奋的表情，同时提高优雅性。

面部提升

肉毒毒素已经用于面部提升多年。肉毒毒素提升的机制是通过抑制肌肉向下牵拉组织，使对立肌肉能够拉动组织和面部特征向上提升。面部结构的运动在对立肌肉之间进行，当对立肌肉之间的平衡偏向一侧时，运动模式也会改变。在肌肉提升后，一些特征的位置或方向的变化可能会使面部显得奇怪，这种提升甚至不能被视为增强或改善。另一个问题是肉毒毒素的作用时间很短，并且如果提升是由于暂时性肌肉抑制引起的，其可重复性也存在问题。基于这些因素，从业人员应根据实际情况来评估其可行性（见第 14 章）。

参考文献

[1] Beebe B, et al. A systems view of mother–infant face-to-face communication. Dev Psychol 2016;52(4):556–571.

[2] Braadbaart L, et al. The shared neural basis of empathy and facial imitation accuracy. Neuroimage2014;84:367–375.

[3] Cattaneo L, et al. The facial motor system. Neurosci Biobehav Rev 2014;38:135–159.

[4] Hsu CT, et al. Enhanced emotional and motor responses to live versus videotaped dynamic facial expressions. Sci Rep 2020;10(1):16825.

[5] Ishai A, et al. Face perception is mediated by a distributed cortical network. Brain Res Bull 2005;67(1–2):87–93.

[6] Lackey JN, et al. Implications of botulinum toxin injection of the brow. J Am Acad Dermatol 2006;54(5):921–922.

[7] Lewis MB. Exploring the positive and negative implications of facial feedback. Emotion 2012;12(4):852–859.

[8] Lewis MB. The interactions between botulinum–toxin–based facial treatments and embodied emotions. Sci Rep 2018;8 (1):14720.

[9] Michaud T, et al. Facial dynamics and emotional expressions in facial aging treatments. J Cosmet Dermatol2015;14(1):9–21.

[10] Neal DT, et al. Embodied emotion perception: Amplifying and dampening facial feedback modulates emotion perception accuracy. Soc Psychol Pers Sci 2011;2(6):673–678.

第6章 是固定还是调节肌肉功能?

Yates Yen-Yu Chao(赵彦宇)

目 录

当肉毒毒素美容治疗的结果可以很容易地被看出来时,我们一定可以检测到某种异常特征。有趣的是,这种异常特征可以被非专业人士轻易地看到,即使他们没有关于面部肌肉结构和解剖学的专业知识。对于患者的朋友和熟人来说,他们能够看到这种差异,这是因为他们对原来的肌肉运动模式和经过肉毒毒素治疗后的新模式进行了比较。但通常我们在现实生活中第一次遇到的这种情况,我们仍然可以分辨出来。这一定是有与正常人类面部运动的模式相冲突的地方。正如文献中记载的那样,面部肌肉的协同作用以各种模式发挥作用,但我们大多数人都有正常的模式。各种各样的怪异现象是如何触发我们的识别系统的警报呢?一定有一些东西超出了视觉传达的交流数据库。当这种信息被发送给对潜在的神经肌肉功能和机制有更好了解的医生时,他们应该比公众更容易、更快速地诊断出错误操作,因为他们更了解面部解剖结构。

在本章中,概述并描述了美容肉毒毒素实践中通常的次优结果,包括其根本原因,以及避免这些错误操作的关键步骤。

僵硬的面容

用于美容目的的肉毒毒素治疗绝不应该旨在使面部完全失去活动能力。肌肉功能在表达和交流中至关重要,不应被完全阻断。僵硬的面部可以是局部、区域性不对称或均匀的功能性障碍,这是不可接受的,应该避免。

　　除了完全消除皱纹，治疗的目标应该是改善肌肉收缩的幅度或力度。每次注射的剂量应使肌肉纤维在膨胀直径内获得适度的静息。对于某个特定区域的大剂量注射通常会暂时使该区域完全去神经化。轮廓矫正的目标不同，对于咬肌应尽可能完全阻滞，但仅限于部分肌肉（下 1/3 部分）。提眉或提升嘴角应该尽量小剂量注射，以便进行进一步的微调或增强效果。

不协调的动态性

　　当肌肉活动在肉毒毒素抑制后减少时，肌肉仍然可以保持其功能，但活跃度降低。在这种情况下，由多个部分组成的一组肌肉运动可能会变得不协调和可辨识；某个区域的运动量可能比其他区域少得多，并且这种差异是可以被观察到的。

　　这种差异通常由一些活动正常的肌肉群和活动减弱的肌肉群组成。这种差异，以及对合理情绪反应的局部抑制反应，是面部看起来奇怪的一个原因。当协同作用（参见下面的"协同作用的忽视"部分）（图 6.1、图 6.2）涉及已治疗的肌肉时，代偿性的过度活动通常会进一步凸显这种差异。

　　注射肉毒毒素进行美容治疗的目的是适度地给予剂量，并尊重肌肉协同作用的模式。体格检查应包括肌肉运动范围的视觉观察和肌肉力量的触觉评估。除了实际的目标肌肉外，还应治疗协同作用的肌肉。

不平衡的张力

　　肌肉模仿其方向的矢量收缩并拉动面部结构。具有多个肌肉插入的面部结构的行为类似于一个枢轴，多个力向不同方向拉动。这些复杂的机械力保持动态和张力平衡。类似的模型也适用于这一原理，并且可以以更复杂的模式工作，将肌肉附着在结构的不同部位。

　　这种平衡可以通过减弱其中一个向量来改变。平衡被破坏后的后果包括组织错位、扭曲、偏差、代偿性过度活动和不协调的运动。

　　注射肉毒毒素是针对某些问题的，注射往往遵循几个典型定点的规则。Spock 式畸形眉毛（张飞眉）

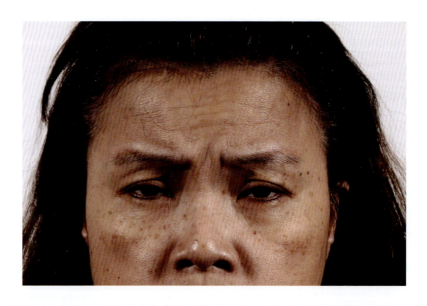

图 6.1　当该患者皱眉时，额肌和皱眉肌会产生协同作用，导致眉间和前额皱纹同时出现

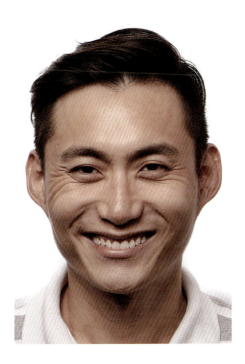

图 6.2　微笑动作常涉及眼轮匝肌和提上睑肌，包括颧大肌、颧肌、笑肌、鼻肌和鼻孔扩张等

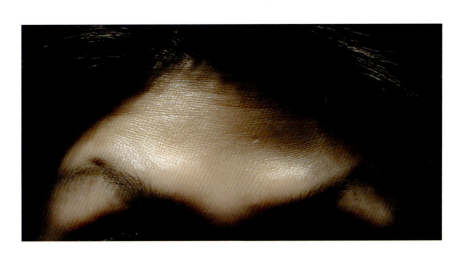

图 6.3　当肉毒毒素治疗过程中产生不成对的肌肉活动时，就会出现 Spock 式畸形眉毛（张飞眉）

就是其中之一（**图 6.3**）。对额肌进行不同剂量的肉毒毒素注射会导致内侧和外侧纤维之间的不平衡。眉毛在不平衡下倾斜，眉毛的外侧末端被抬高。平衡不仅要在额肌之间保持，还要在提升肌和压低肌之间保持。当在优先处理一侧的对立肌时，就会出现不平衡（**图 6.4**）。

　　眉间复合体的肌肉以不同方向拉动眉毛。这些肌肉之间的肉毒毒素注射剂量应该保持平衡，以保持眉毛的原始方向和正常的运动方向。内侧压低肌既对抗内侧提升肌，也对抗外侧的拉力。这就是为什么当眉心区肌肉完全抑制时，眉毛的关键结构会稍微向外和向上移动。眉间距可以变宽，眉弓的弧线可能会突出。

　　对具有多载体对立结构的肉毒毒素治疗需要根据相对损失和增益进行计算，并采取预防措施以避免不匹配。应根据预期出现代偿性机能亢进的程度来应用最小剂量的肉毒毒素。对于这些患者，在手术和

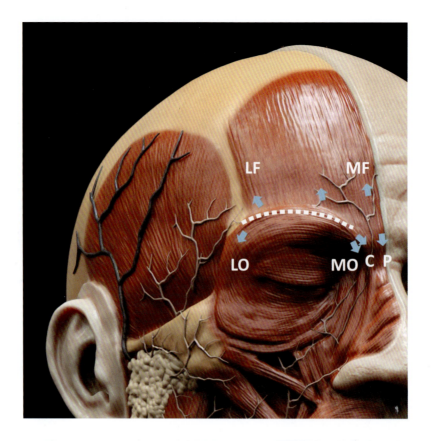

图 6.4 在肉毒毒素治疗过程中，可能会出现几种导致 Spock 式畸形眉毛的机制。这些机制包括内侧和外侧肌肉活动的不平衡，不论内侧还是外侧活动都是多个力量中的净矢量

治疗后应进行多次随访。如果出现任何不平衡，可以对相应区域进行矫正。矫正注射应该保守，以避免再次出现反向不平衡。通常情况下，这种反向不平衡很难矫正。对于之前没有接受过这种治疗的患者，医生可以通过手触诊和肌肉反收缩来评估相对肌肉力量。根据经验确定剂量非常重要，最好采用保守治疗。对于之前接受过治疗的患者，详细记录注射点位和剂量将有助于在下次治疗时修改治疗方案。治疗后，这些肌肉的反应是再次矫正注射时的宝贵信息。应仔细询问之前在其他地方接受过治疗的患者的经历和偏好，并进行客观比较。

协同作用的忽视

协同作用是一种常见现象，其中一组肌肉以平行连接的方式受到神经支配。平行神经支配可以是强关联的或部分连接的。当来自神经系统的信号到达时，这些肌肉作为一个整体同时工作。协同作用在完成吞咽或打喷嚏等动作，以及不同的面部表情中发挥着重要作用。仔细观察面部表情肌的协同作用可以揭示个体之间的微小差异。当肌肉群中的一个肌肉受到抑制时，同一肌肉群中的其他肌肉会继续响应指令，并且呈现的动作模式也会发生变化。

在没有考虑肌肉协同作用的情况下进行肉毒毒素治疗可能会导致肌肉的孤立性或代偿性收缩。例如，一些患者的面部皱眉涉及额肌。如果治疗皱眉时没有同时注意到额部其他肌肉，额肌的代偿作用可能导致患者额部的异常收缩。

密切观察是成功治疗涉及协同肌肉群的关键。通常，注射肉毒毒素进行治疗时，肌肉是关键靶标，并且应该将适当剂量的肉毒毒素注射在关键肌肉上。当协同作用很强时，也应考虑调节其他起作用的肌肉。这些协同肌肉可以分为辅助肌肉，其功能方式和方向相似。相应的肌肉以不同的方式发挥作用，还有对立的肌肉，它们相互抵消，通常提供张力以实现动态平衡。艺术治疗应当尊重协同作用中每个角色的重要性，并分配适当剂量以实现新的和谐与平衡。

不协调的轮廓

许多面部轮廓是由背景结构性肌肉张力维持的。正常的肌肉功能为投影、曲线和尺寸提供了力学基础。然而，肉毒毒素治疗会干扰这些功能并削弱这些机制，导致奇怪的轮廓外观。例如，肉毒毒素注射已被用来增加嘴唇或眼眶的开口度。然而，稍微超出最小范围的注射剂量可能会导致嘴唇松弛或巩膜凸出。下垂的曲线、不对称的闭合、功能障碍和运动滞后也可能伴随着这种错误。

对于说明书适应证外注射肉毒毒素应该极其谨慎，因为任何次优结果都可能降低患者满意度和承担医疗责任。一些调整静态面部轮廓的肉毒毒素治疗可能更危险，因为许多微妙的结构和功能是由生理神经肌肉网络错综复杂地维持的。

必须意识到，肉毒毒素的作用只能持续几个月，并在这段时间内逐渐失去效果。在整个初始动态阻滞和恢复期间尝试对基本移动机制进行静态轮廓调整似乎并不明智。

给药不全面或不均匀

在进行肉毒毒素治疗时，按照维持合理肌肉功能和相关和谐平衡的建议，仍然可以不均匀地注射最小量的肉毒毒素。均匀的肉毒毒素效果应该是在足够的注射点位上以适当的剂量进行注射，并且注射点位之间要有适当的距离。广泛的肌肉范围或大块的肌肉需要均匀地注射，并且需要进行充分且均匀的肉毒毒素覆盖。每次注射的单位剂量根据特定肉毒毒素的特性而有所变化，并且重构的体积与肉毒毒素扩散的程度相关。

有时候，可能会出现肉毒毒素治疗不完全的效果，这是因为肉毒毒素无法有效地到达目标肌肉末梢。通常，肉毒毒素的注射并不直接针对目标肌肉本身或者注射位置不够准确。当我们仔细研究常见的注射方法时，会发现肉毒毒素通常通过组织扩散、有限的注射点位、较大的剂量但注射点位较少，以及皮内注射等方式传递到肌肉。对于大肌肉，例如咬肌，如果注射没有达到不同深度和层次，则可能无法完全阻滞。当肉毒毒素以随机的方式注射时，包括在空间分布、注射深度或剂量上，自由式肉毒毒素注射会不均匀地中断肌肉收缩，这种类型的治疗往往需要依靠进一步的调整和矫正。

在进行肉毒毒素治疗时，注射的深度、点位数、剂量和空间分布需要进行精确计算，而不是简单地重复标准方案。选择肉毒毒素注射的位置和点位数量是非常重要的。

不对称

不对称现象经常发生，而且发生的概率比大多数人预期的要高。在注射肉毒毒素后不久，这些小缺陷往往会变得更加明显。看起来很多接受肉毒毒素治疗的患者并没有被要求复诊并进行进一步检查。尽管在对称面上注射肉毒毒素应该只是镜像重复操作，但各种因素可能导致不对称现象的出现（**图 6.5**）。这个问题将在第 8 章中进一步详细解释。

过量注射或错误定位

精确的肉毒毒素治疗应选择适当的剂量，并准确地注射到运动中枢，而不干扰邻近组织和无关联的肌肉活动。然而，当肽进入无关联的肌肉纤维，或药物蛋白包裹被注射到错误的位置时，可能发生不良后果。这种情况通常是由于肉毒毒素的过量注射、过度稀释或过度扩散，以及针头刺入的层次或位置错

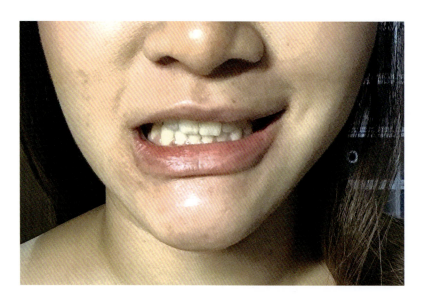

图6.5 在下面部治疗中，肉毒毒素注射的深度和位置非常重要，因为口周肌肉分层排列没有明显的表面标志。即使微小的偏差，也可能导致不正确的定位和不对称的结果

误，并且不是最佳的方向和角度引起的。

许多传统的注射技术是在有限的注射点位上使用高剂量，通过肉毒毒素扩散的方式起作用。扩散可能有助于覆盖更大的目标肌肉，但无法避免对附近肌肉产生影响。这种现象经常发生在肌肉结构复杂、分层且紧密结合的区域。眉间和眼眶内侧的肌肉用于皱眉、闭眼、抬高眼睑和眼球运动。眼轮匝肌的外侧纤维也与颧肌群的肌肉靠近，从而抬高脸颊软组织。口周降压肌的注射和咬肌的浅表或内侧注射都可能影响到附近的肌肉，从而产生不良影响。

为了减小肉毒毒素扩散的程度，可以使用较少的盐水重新稀释肉毒毒素，以形成更浓的溶液。相同的剂量可以分成更多的小剂量和较少的剂量单位。注射必须根据目标肌肉的深度进行个体化定制，并尽可能接近目标肌肉。在肌肉结构重叠的区域进行注射时必须非常谨慎。

参考文献

[1] Ferreira MC, et al. Complications with the use of botulinum toxin type A in facial rejuvenation: Report of 8 cases. Aesthetic Plast Surg 2004;28(6):441–444.

[2] Flynn TC. Advances in the use of botulinum neurotoxins in facial esthetics. J Cosmet Dermatol2012;11(1):42–50.

[3] Foissac R, et al. Influence of botulinum toxin type A esthetic injections on facial expressions. J Cosmet Dermatol 2021;20(5):1405–1410.

[4] Iozzo I, et al. Multipoint and multilevel injection technique of botulinum toxin A in facial aesthetics. J Cosmet Dermatol 2014;13(2):135–142.

[5] Sommer B. How to avoid complications when treating hyperdynamic folds and wrinkles. Clin Dermatol2003;21(6):521–523.

[6] Vartanian AJ, et al. Complications of botulinum toxin A use in facial rejuvenation. Facial Plast Surg Clin North Am 2005;13(1):1–10.

第7章 肉毒毒素注射器选择优化美容效果

Yates Yen-Yu Chao（赵彦宇）

目 录

与其他注射剂药物和注射填充剂相比，肉毒毒素注射剂的剂量相对较小，并且需要更严格的精确度。与注射填充剂类似，最终的治疗和美容效果与注射深度密切相关，必须严格控制。但注射肉毒毒素的效果与注射填充剂的效果明显不同，因为它在几天后开始发挥作用，功能呈指数放大，而不是实时可测量和可检测的容量增加。产生效果后，要迅速溶解它们并不容易。这就是为什么每次各点位肉毒毒素的注射都必须精准明确，而药物蛋白的精确输送必须选用合适的注射器来完成。

注射器

在实际操作中，除了用于面部治疗，胰岛素注射针和较小容量的注射针是注射肉毒毒素最常用的注射器。制备方法、注射针的类型和注射针的大小都可能对肉毒毒素的注射精确度产生影响。

注射器的容量规格

常用于肉毒毒素注射的注射器容量规格有 1 mL、0.5 mL 和 0.3 mL（**图 7.1**）。当注射剂量约为 1 U 的 Ona 或 Inco 时，准确控制注射量变得至关重要（**图 7.2**）。通常情况下，一格推动通常是从业人员可信赖的最小容量，用来控制等份尺寸。根据标准的重新调制方式来确定注射剂量。对于 Onabotulinumtoxin A

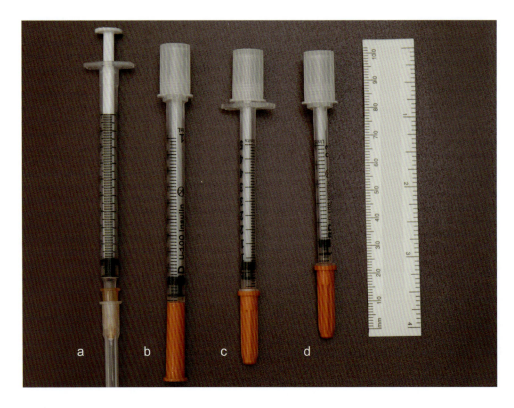

图 7.1 较小容量的注射器减小了直径，增加了液体容纳空间，标注了更细小的刻度

型肉毒毒素方案为，100 U/ 瓶加 2.5 mL 盐水稀释。因此，一支标准配制 Onabotulinumtoxin A 型肉毒毒素的 1 mL 注射器中含有 40 U 的活性肉毒毒素。

5 格注射器标记为 0.1 mL；一大格（0.1 mL）等于 4 U，一小格（0.02 mL）等于 0.8 U。一些 1 mL 注射器的刻度可以细至 0.01 mL，但标注得非常密集，使用这些非常细小的刻度来区分和控制变得困难且不切实际，医生可能无法精确地停在预定的刻度上，从而无法达到预期的精确度。由于一个刻度代表的是 0.8 U 而不是 1 U，因此我不建议医生通过主观地加多于一个刻度来适应基于整数的常规指导。超出刻度之外的主观增加部分可能过于武断，而微小的差异或不精确将成为现实。更好的解决方案是将建议的 2.5 mL 修改为 2 mL，并使最终溶液稍微浓稠一些。这样，一个刻度代表 1 U，或者只是遵循基于刻度单元的常规指导。

对于初学者来说，通常需要按照指南来确定注射的位置和相对剂量。对于他们来说，将所学知识应用到自己的技术中，以更少的剂量在更多的点位上均匀注射并不容易。使用较小直径的注射器可以更容易地控制微小剂量的肉毒毒素。对于标准的 0.5 mL 注射器，注射器的小格进一步细化，表示 0.01 mL，即当与 2 mL 盐水重新配制时，表示 0.5 U 的肉毒毒素。医生可以通过控制推杆推动 1～2 个格，注射更小剂量的肉毒毒素。虽然停止时可能存在一定的不准确性，但误差较小。这在需要对称注射时非常有帮助。0.3 mL 的胰岛素注射器进一步缩小了仪器的直径，并增加了格子间的距离，以进行精细控制剂量。对于细腻和表浅的结构，使用这些工具可以更容易地实现精确性。

然而，对于带有可拆卸针头的 1 mL 胰岛素注射器（**图 7.1a**），每小格代表 0.01 mL。然而，格间距太过接近，无法通过推动柱塞来精确控制剂量。带有固定短针的 1 mL 胰岛素注射器配备了类似的格距，但通常每 0.1 mL 有 5 个格（**图 7.1b**）。这意味着一个格代表 0.02 mL。0.5 mL（**图 7.1 c**）和 0.3 mL（**图 7.1d**）胰岛素注射器配备了固定短针，每 0.1 mL 标有 10 个格，而容量较小的注射器的格间距更宽。

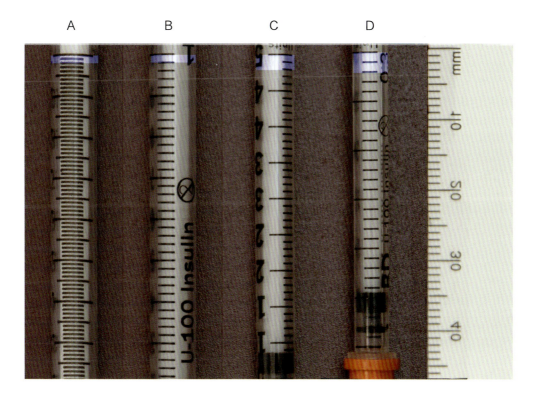

图 7.2　带有可拆卸针头的 1 mL 胰岛素注射器，一个小格代表 0.01 mL

这有利于使用最小剂量并获得更好的精确度。

注射器的类型

肉毒毒素注射常用的注射器可进一步分为 4 种类型：

（1）带固定针头的 PP（聚丙烯）/PE（聚乙烯）皮下注射器，29G、30G 或 31G。

（2）带鲁尔滑头的 PP/PE 皮下注射器。

（3）带鲁尔锁尖端的 PP/PE 皮下注射器。

（4）带鲁尔锁尖端的 PC（聚碳酸酯）皮下注射器。

不同制造商的注射器选择太多，无法一一列举，但大致可以分为这 4 种类型。

使用带有固定针头的注射器，可以通过刺穿塞子来抽取肉毒毒素，并用于注射。然而，这种做法会导致针头磨损，而钝针针头对患者会造成更大的伤害。使用带有固定针头的注射器的好处在于它是一个紧闭的系统，可以更轻松、更好地控制柱塞，增加了注射过程的准确性。为了减少针头磨损的问题，可以通过开瓶抽取而不是刺穿塞子的方式进行抽吸。抽取过程必须小心，避免污染肉毒毒素溶液，并且整个过程必须一次性完成并尽快使用。有些医生会将准备好的注射器存放在冰箱中以备不时之需。根据观察，解冻后的肉毒毒素效力与未冷冻过的肉毒毒素相似。然而，该制剂并非完全无菌，肉毒毒素含量固定，不能根据患者的需求进行调整。

可拆卸针头的注射器存在一个问题，就是可拆卸针头和注射器之间的连接可能会松动。如果注射器柱塞前方存在空气，溶液和可压缩的空气的混合会导致注射过程的不准确性，并且会严重影响手动驱动器的制动。

注射器内腔和柱塞之间的阻力对于控制注射推动运动非常重要。当两者之间的界面光滑时，柱塞在每次前进时往往会过快，制动也变得更加困难。这会导致更容易发生错误注射。一般来说，固定针头注射器的阻力较高，而 PC 注射器的阻力最低。即使通过鲁尔锁固定针头，PC 套件的柱塞在轻轻推动时也可能轻易滑落。

注射器的填充

对于带有固定针头的注射器，可以按照前文描述的方法，在移除塞子的情况下提取肉毒毒素。而对于针头可拆卸的注射器，则可以使用较大口径的针头抽取肉毒毒素溶液，然后再使用细针头进行注射。针头必须被牢固地固定，以避免溶液泄漏。同时，应确保将注射器内的空气完全排出，以确保药物处于真空状态。对于带有鲁尔锁连接器的注射器，必须紧紧拧紧针头，以类似滑动尖端的方式排出空气。在控制柱塞时应更加缓慢、谨慎。

针头

针头是用于真正进入组织并输送药物的侵入性部件。针头的口径和针尖的锋利度直接影响进针时的疼痛感，而针孔的大小和斜面则影响药物流出的量和方向。即使使用带有固定针头的胰岛素注射器，通常也可以达到所需的注射深度。然而，对于远离面部和大肌肉的适应证，最好使用较长尺寸的可拆卸针头来完成注射。

针头的规格

一般认为，针头的规格与注射的疼痛程度直接相关。实际上，注射肉毒毒素的疼痛可以分为两个方面。

针头刺痛感

皮肤表面的最小创伤会刺激皮肤神经末梢并引起疼痛。一般来说，使用锐针针头时，创伤范围更小，因此产生的疼痛感更轻微。肉毒毒素通常使用规格为 30G 或 34G 的针头进行注射。针对面部不同部位使用不同规格的针头注射肉毒毒素的患者对疼痛的评价证实，使用锐针针头注射时疼痛感较小。虽然应用顺序可能会影响疼痛评分，但在一项未发表的研究中显示，不论从一侧到另一侧逐渐增加针头规格的大小，还是相反的顺序，都显示针头的规格非常重要。通常，大多数患者对 30G 针头的刺痛感觉轻微，而 32G 或 34G 针头的刺激性更小。在注射肉毒毒素前通常不常规使用局部麻醉膏来进一步缓解刺痛，因为注射肉毒毒素的疼痛相对较轻且持续时间较短。多次使用穿刺塞子抽取肉毒毒素溶液的方式会使针头磨损，可能会减小针头的锋利度并增加疼痛感。同样规格的薄壁针头具有较小的针头口径，性能相似且疼痛感较小。

组织接触疼痛

与皮下注射生理盐水相比，组织注射肉毒毒素的疼痛程度并不仅仅与皮肤穿刺有关，还与药物与组织接触时产生的刺激有关。药物注射的疼痛与所使用的药物的化学性质和 pH 密切相关。因此，长期以来人们普遍认为，在其他条件相同的情况下，使用生理盐水稀释药物可以减轻疼痛感。在肉毒毒素制剂中添加碳酸氢钠和利多卡因可以减轻注射肉毒毒素时的疼痛感，同时不影响治疗效果。乳酸林格氏液也已经用于肉毒毒素稀释配药，具有类似的效果并且疼痛感较轻。然而，对于这些处理方案的临床疗效、扩散情况和持续时间仍需要进行更多研究，以了解其与制备肉毒毒素指南的兼容性。

疼痛程度也与注射速度有关。肉毒毒素溶液在组织中迅速扩散通常会导致更强烈的疼痛感。

根据作者的经验，与针刺疼痛相比，肉毒毒素注射的组织接触疼痛通常更为强烈。尽管表面麻醉药膏可以缓解浅表刺痛，但这并不适用于注射肉毒毒素。除了麻醉药膏外，不建议在局部浸润麻醉剂，因为它可能改变肉毒毒素扩散的方式和组织的厚度。对于疼痛非常敏感的患者，可以考虑使用冰敷方式缓解，因为它具有麻木和分散注意力的作用。

针头的长度

从理论上讲，肉毒毒素对神经肌肉接头的作用应尽可能靠近肌肉输送位置。最初设计用于皮下注射的胰岛素注射器的固定针头长度可以正好适用大多数面部区域。然而，对于咬肌较大的患者或需要远离面部进行肉毒毒素治疗的患者，这种针头可能较短，无法到达所有目标肌肉。对于需要较深层次的注射，可以考虑使用可拆卸针头的注射器。另一方面，短针头可以帮助控制注射深度，并降低异常插入、错误瞄准和深层结构损伤的风险。

针头的斜面

针头通过其开口将生物活性物质引入组织，而针头的出口通常是倾斜和横切的，形成斜角。这样的设计使得物质可以有方向地流出。流动的方向对于最小剂量的肉毒毒素非常重要，因为微小的差异可能导致不均匀、不对称和其他不可预测的结果。对于浅表真皮注射，应保持针头的倾斜角度，并将针头浅插到与斜角相匹配的深度。进针方向和针头斜面方向应同时控制，以实现最佳的对称性注射（参见第 9 章）。在注射具有分层肌肉结构的部位时，应以适当的角度握住针头，以避免不必要的扩散和产生肌肉麻痹。

参考文献

[1] Alam M, et al. Effect of needle size on pain perception in patients treated with Botulinum toxin type A injections: A randomized clinical trial. JAMA Dermatol 2015;151(11):1194−1199.

[2] Dashtipour K, Chen JJ, Espay AJ, Mari Z, Ondo W. OnabotulinumtoxinA and AbobotulinumtoxinA dose conversion: A systematic literature review. Mov Disord Clin Pract 2016;3(2):109−115.

[3] Flanagan T, et al. Size doesn't matter: Needle gauge and injection pain. Gen Dent 2007;55(3):216−217.

[4] Flynn TC, et al. Surgical pearl: The use of the Ultra−Fine II short needle 0.3−cc insulin syringe for botulinum toxin injections. J Am Acad Dermatol 2002;46(6):931−933.

[5] Foglietti MA, et al. Botulinum toxin therapy: Is syringe type related to cost−effectiveness? Ann Plast Surg2018;80(3):287−289.

[6] Golan S, et al. The association between needle size and waste product and its effect on cost−effectiveness of botulinum toxin injections? Facial Plast Surg 2020;36(4):484−486.

[7] Irkoren S, et al. A clinical comparison of EMLA Cream and Ethyl Chloride spray application for pain relief of forehead Botulinum toxin injection. Ann Plast Surg 2015;75(3):272−274.

[8] Pickett A, et al. Improving the accuracy of botulinum toxin injections cannot rely on syringe devices. J Clin Aesthet Dermatol 2021;14(1):12−13.

[9] Price KM, et al. Needle preference in patients receiving cosmetic botulinum toxin type A. Dermatol Surg.2010;36(1):109−112.

[10] Wambier CG, et al. Flush technique to minimize adverse reactions from syringe lubricant(silicone oil). J Am Acad Dermatol 2019;81(6):e169−e171.

第8章　通过注射肉毒毒素实现更好的对称性

Yates Yen-Yu Chao（赵彦宇）

目　录

肉毒毒素治疗后，出现不对称是常见的并发症之一。这种不对称可能表现为双侧轮廓、大小、标志性位置、运动模式、动态幅度、运动范围、剩余肌肉活动和肌肉力量的不均匀性，以及范围、程度和深度，还包括皱纹数量的不对称。

导致这些不对称的原因包括不对称注射、原本双侧不对称的面颊在经过肉毒毒素治疗后未得到改善或恶化，以及多个小失误操作导致的不对称结果。由于肉毒毒素治疗通常使用非常小的剂量，因此注射过程必须非常精细，以匹配微小剂量推注的差异。然而，尽管注射肉毒毒素的过程存在许多变量，但大部分教学和培训都集中在注射剂量单位和点位的数量上。从业者必须记住，被肉毒毒素抑制的肌肉活动通常是功能正常且对称的。虽然神经肌肉传递的抑制并非正常，但如果治疗正确，这是预期的效果。然而，如果由于操作失误而导致对称性偏差，那当然会被认为是异常的，并且治疗是错误的。仍有一些患者对肉毒毒素抱有恐惧心理，主要是因为它是一种毒素。神经末梢和末端反应结构之间的抑制本质上是强大且具有破坏性的，并且在短期内是不可逆的。这些令人意外的变化会让一部分患者感到恐惧，并让他们更加相信肉毒毒素是危险且无法控制的。

对称假设

如果在治疗前面部没有出现严重的不对称问题，应对所有患者进行详细的照片记录。对于没有严重不对称且未在治疗前告知其有不对称问题的患者，不采取不对称地注射肉毒毒素。然而，事实上，每张脸都可以通过仔细观察发现一些微小的不对称。这些微小的不对称通常是人们熟悉的，但很少被认为是缺陷。这些微小的不对称不应该特殊处理，并且通常会在治疗后出现，其模式与治疗前的原始不对称相似。对称注射肉毒毒素的作用更像是对靶结构活性的对称抑制。然而，肌肉功能对称抑制的意图可能会受到某些缺陷的阻碍，从而导致出现新的不对称。在治疗过程中，有许多要点需要强调，以确保肉毒毒素的注射是对称的。这些对称注射技巧包括以下内容：

气泡

注射器内配制的肉毒毒素溶液应该是没有气泡的。溶液从针头中流出是通过手指推动柱塞形成的静水压力来控制的。如果在溶液抽取过程中有空气进入注射器，就会导致溶液分离，并使压力机制和注射过程变得复杂（**图 8.1**）。通过柱塞传递的压力会压缩空气和溶液的混合物。相比溶液，内部空气更容易被压缩和膨胀。当这种压力传递到两段溶液之间的空气时，空气会被压缩。这种中断会影响压力传导，导致压力传导的延迟和增加正确给药的不确定性（**图 8.2**）。当空气重新膨胀时，另一部分溶液的静水压力会增加。手指的精细运动与压力传导之间的关系变得更加不稳定，这就导致了剂量的不准确性。溶液输出的不准确性和延迟性大大增加了对肉毒毒素处理和组织外渗漏的不确定性。由于这种情况在对应的两侧出现不平衡，所以就会出现不对称的现象。

因此，在准备肉毒毒素注射器的过程中，抽取深层溶液非常重要，以避免产生气泡。这是确保注射器工作精度的基础。

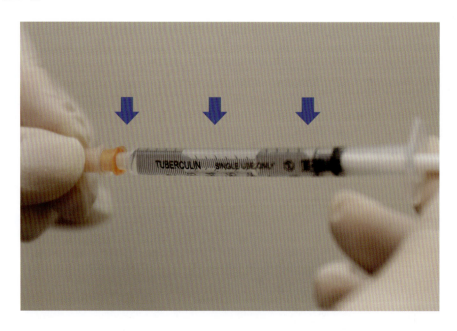

图 8.1 由于水的黏附性，注射器中存在于肉毒毒素溶液相之间的空气更难移动，且聚集在一起，并且更难顺利排出

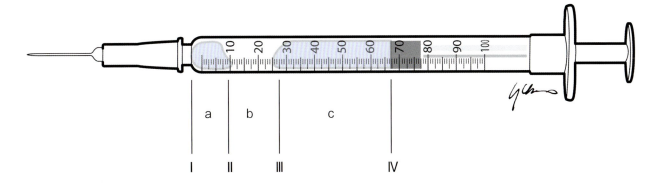

图 8.2　当位于肉毒毒素溶液相之间的空气未完全排空时，多个界面会阻碍压力传导。空气相更具可压缩性，并且往往会延迟压力传导。手动操作停止后，空气的再膨胀可能会将肉毒毒素溶液排出，并可能增加正确给药的不确定性

精确的剂量

传统的肉毒毒素注射技术是将肉毒毒素以简单的空间布置形式注射到多个点位；现代肉毒毒素注射技术更多地采用个人差异和个体化定制。不同患者的注射点位的数量和位置可能不同，并且根据肌肉运动模式，在不同点位注射的肉毒毒素剂量可能不同。然而，在这两种技术中，对称治疗的关键是在面部两侧注射完全相同剂量的肉毒毒素。对于接受较多定制剂量治疗的一侧，应在另一侧重复该治疗，以确保在两侧的治疗过程中发生的变化是相同的。

进针点

对称且精确的治疗计划是，即使每侧仅包含 3 个或 4 个注射点位，也应在对侧位置进行相同的操作。为了确保一侧面部的治疗与另一侧面部治疗镜像对称，肉毒毒素注射过程应以数字化方式记录，包括在指定位置指定注射剂量。重复注射肉毒毒素至两侧完全相同，并不简单地意味着（例如）这些点位都距离外眦等目标肌肉 1 cm；目标肌肉上方和下方的距离也会影响治疗效果。这意味着注射点位的精确二维定位对于注射的精确度来说是必需的，尤其对于个性化的注射方式来说更为重要。由于定制方案在空间排列上更加多样性，并且点位之间的剂量也存在差异，因此在另一侧重复相同的操作更具挑战性。

例如，对于鱼尾纹的肉毒毒素治疗，通常需要在眼睛周围的侧缘以弧形排列多个注射点位。注射点位与眼角之间的距离以及眉毛的距离（即准确的 X 和 Y 位置，使用标志物如外眦作为参考点）非常重要。仅仅控制注射点位与眼角的距离，而不控制与眉毛的距离，可能会导致治疗后眉毛位置的不对称；仅仅控制注射点位与眉毛的距离，而不控制与眼角的距离，可能会导致其他眼周肌肉活动和未治疗皱纹的不对称。

进针深度

当两侧可比较的注射点位在二维定位上控制一致时（即注射剂量和位置控制良好，对称、均等注射），我们必须进一步探索进针的准确深度，以保持 3D 图案的相似性。根据作者在肉毒毒素注射教学中的经验，整个面部的肉毒毒素注射深度通常是变化的，稳定控制进针深度非常困难。部分原因是从业者过于专注于准确推动注射器的柱塞并计算单位剂量，而忽略了针头深度的微小差异。疏松的组织使得针头可以轻松进入，而较厚的皮肤组织则会给针头带来较大的阻力。在这两种情况下，从业者可能会超

53

出预期的深度注射肉毒毒素，但不同深度的注射可能会导致不同的临床效果。

肉毒毒素的注射应尽可能靠近运动终板，因此注射深度应根据结构差异进行调整（参见第13章）。辨别皮肤厚度是肉毒毒素注射的另一个必要因素。保持与特定目标肌肉的一定距离仅能控制注射点位的二维空间排列；而具有相同的二维空间排列且具有相同深度的注射可以提高精确度至三维定位。

注射姿势

医生在患者的哪侧注射有个人偏好，这会对肉毒毒素注射效果产生影响。在需要对称注射的情况下，注射姿势变得非常重要，因为大多数注射是通过倾斜进针进行的。这意味着注射是有方向性的。手持注射器的姿势、医生的位置以及患者的姿势都会进一步影响左右对称的判断和操作。例如，如果右利手医生站在患者的右侧进行两侧肉毒毒素注射，那么左右两侧注射器刺入皮肤的方向和角度将不同。即使右手拿着针，如果该医生站在患者的左侧注射左脸，方向和角度也可能更类似于右脸注射（**图8.3**）。当右利手医生在右侧注射右脸时和在左侧注射左脸时会产生不同的效果，但这可以调整。避免这种差异的方法是垂直刺入针头以及从患者的后面或前面进行注射。

针头倾斜方向

利用针头的倾斜刺入方向可以将肉毒毒素沿特定方向注射到目标肌肉。针头的倾斜度会影响肉毒毒素的扩散方向。为了获得准确和对称的效果，斜角的方向应该更多地受到控制。在进行倾斜刺入注射时，应该调整倾斜方向使其向上或向下，而不是向侧面，以避免更复杂的异常流动。

进针角度

对于各种美学适应证，已经很好地描述了相对于表面标志或解剖结构的注射点位。当垂直进针时，肉毒毒素被注射到相同位置，但沿斜面方向扩散。当倾斜进针时，肉毒毒素的作用点距离刺入点有一定距离，其距离和深度类似于刺入针的三角形臂。在水平进针时，肉毒毒素被注射到表面或下方的结构中。

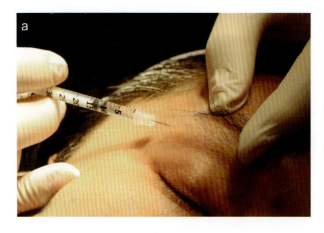 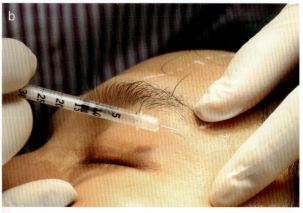

图8.3 a、b. 当医生从一侧向患者两侧注射并倾斜进针时，注射药物的扩散方向与皮肤表面成一定角度。这种扩散方向不会在两侧面部的相似区域中以对称的方式呈现

不对称条件

肉毒毒素治疗适用于有不对称问题的患者。有时，肉毒毒素可以改善这些不对称的状况。尽管几乎每个人都存在不同程度的不对称性，但本节中的讨论涉及病理性或明显的不对称。

对于可以通过肉毒毒素调节来改善的静态或轮廓不对称问题，更实际且更容易的方法是在两侧之间调整注射剂量，以使其更对称。然而，对于肌肉的不对称动态偏移，在不影响静态或轮廓对称的情况下实现动态对称更具挑战性。

正常结构不对称

肌肉的跨度和肌肉分布的模式在面部两侧可能存在差异。这种微小的差异通常可以通过治疗期间的仔细评估来调整。由于睡眠姿势或阳光照射的原因，有时可以观察到一侧的衰老症状更为明显。除非治疗旨在改善面部轮廓，否则不建议通过注射肉毒毒素来治疗这些结构上的非功能性差异。咬肌不对称是由于习惯性单侧咀嚼、颞下颌关节问题、磨牙或咬合不正导致的。针对这些问题，可以注射肉毒毒素选择性地治疗部分肌肉，或者可以调整注射剂量以减小差异。同样的原理也适用于治疗身体适应证引起的不对称（**图 8.4**）。

正常功能性不对称

两侧不对称的肌肉运动通常会导致偏移、不均匀运动或标志性差异。这些微小的功能差异可能是先天性的、发育性的或习惯性的。在肌肉收缩较严重的部位增加肉毒毒素剂量通常可以抑制肌肉过度紧张，以实现更好的对称性。

功能性眉毛不对称通常与眉毛的位置或不对称的运动有关。通过在更活跃的一侧肌肉进行最小剂量注射肉毒毒素，可以实现不对称的矫正。应根据不对称程度仔细判断注射点位和注射剂量。根据对初始治疗的反应，医生可以逐步增加剂量以获得更对称的结果。应始终记住，矫正注射的差异化治疗和过量

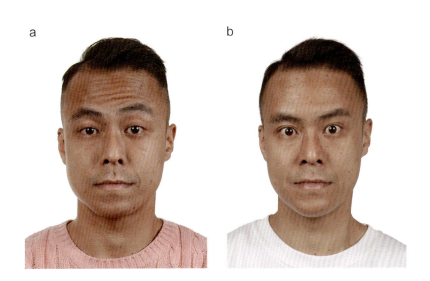

图 8.4　a. 治疗前面部不对称，包括治疗皱纹方向、密度、深度，眉毛水平和眼睛张开度。在进行肉毒毒素治疗之前，需要进行仔细评估，以确定这些不对称的原因。b. 功能性不对称可以通过调节肉毒毒素注射剂量来进行调整。然而，考虑到结构上的差异，实现完美对称是不可能的和不必要的

注射可能会导致另一种新的不对称。

医源性不对称

错误的肉毒毒素注射操作可能导致不对称的结果。在面部或眼部周围进行肉毒毒素治疗后，不对称的发生比未经治疗时更为常见。当不对称发生但给定剂量仍然较低时，仍然有矫正和调节其他肌肉活动的空间。可以增加肉毒毒素剂量以减少不对称。如果注射剂量已经很高，在某些情况下，可以小心地在对抗肌肉上注射最小剂量的肉毒毒素。通过调整注射间隙，可以掩盖肉毒毒素分布的不均匀性。然而，并非所有因技术不佳而产生的错误操作都可以通过增加肉毒毒素剂量来矫正。由于肉毒毒素对组织的影响只是暂时性的，这些问题将会消失，因此可以等待患者自行恢复。

因损伤而导致功能障碍不对称

与损伤相关的神经肌肉功能障碍会导致肌肉活动受损，并且通常会不对称。造成这种损伤的原因可能是外伤、治疗或其他伤害。肉毒毒素已被用来平衡这些麻痹和功能障碍的问题。然而，肉毒毒素的作用是抑制神经肌肉功能，而不是恢复它。当相对正常的一侧被肉毒毒素进一步麻痹以与功能障碍的一侧兼容时，双侧麻痹可能看起来更对称，但也可能看起来不正常或不是最佳结果。治疗后的总体目标是增加固定能力。任何试图平衡这些功能障碍情况的治疗都必须谨慎进行。这些治疗中的注射剂量通常是经验性的。过量注射可能导致反向不对称并进一步损伤正常功能。

病理性不对称

不对称的神经肌肉功能障碍可能是由于病理原因造成的。治疗病理功能障碍的目标应该是阻止疾病的进展和恢复功能。隐藏这些不对称的原则与由创伤引起的原则类似（参见前文"因损伤而导致功能障碍不对称"部分）。由于病理或创伤原因引起的结构性不对称应通过结构重建手术来治疗。肉毒毒素的使用可以增强重建手术的效果，但不能取代结构重建手术的作用。

补偿性不对称

可见的神经肌肉功能可能是由补偿效应引起的，并且这些补偿可能是不对称的，因为它们对应不对称的根本原因。治疗应该针对解决根本问题，而不是仅仅注射肉毒毒素来解决表面症状。例如，在某些情况下，眉毛的位置反映了额肌的代偿性抬高，以抵消眼睑的下垂。通常，眼睑下垂一侧的眉毛会更高。与注射肉毒毒素抑制额肌相比，采用向前额对称注射肉毒毒素进行差异性手术修复眼睑是更合适的治疗方法。不对称的肉毒毒素注射会导致额叶运动的不对称性，使眼睑下垂问题加重，并揭示出潜在的眼睑不对称性。

参考文献

[1] Auada Souto MP, et al. An unusual adverse event of botulinum toxin injection in the lower face. J Cosmet Dermatol 2021;20(5):1381–1384.

[2] Cabin JA, et al. Botulinum toxin in the management of facial paralysis. Curr Opin Otolaryngol Head Neck Surg 2015;23(4):272–280.

[3] Cho YM, et al. Botulinum toxin injection to treat masticatory movement disorder corrected mandibular asymmetry in a growingpatient. J Craniofac Surg 2019;30(6):1850–1854.

[4] Cooper L, et al. Botulinum toxin treatment for facial palsy: A systematic review. J Plast Reconstr Aesthet Surg2017;70(6):

833–841.

[5] Lee SK, et al. Asymmetry and maldistribution of polyacrylamide hydrogel filler in the infraorbital area successfully managed with botulinum toxin a treatment. Dermatol Surg 2016;42(12):1395–1397.

[6] Luvisetto S, et al. Botulinum toxin and neuronal regeneration after traumatic injury of central and peripheral nervous system. Toxins 2020;12(7):434.

[7] Sneath J, et al. Injecting botulinum toxin at different depths is not effective for the correction of eyebrow asymmetry. Dermatol Surg 2015;41(Suppl 1):S82–S87.

[8] Trindade De Almeida AR, et al. Foam during reconstitution does not affect the potency of botulinum toxin type A. Dermatol Surg 2003;29(5):530–531.

第 9 章 通过适当的肉毒毒素配制来优化肉毒毒素美容治疗

Jürgen Frevert 和 Yates Yen-Yu Chao（于尔根·弗雷维特和赵彦宇）

目 录

技术方面

Jürgen Frevert（于尔根·弗雷维特）

配制过程

肉毒毒素根据说明书用不含防腐剂的 0.9% 氯化钠等渗溶液稀释配制。由于干燥过程的不同，药品的外观形状也有所不同：A 型肉毒毒素制剂呈薄膜状附着在瓶底；B 型肉毒毒素和 E 型肉毒毒素制剂则为冻干粉末（冻干物），形成松软的蛋糕状物质。因此，配制过程因产品而异。Incobotulinumtoxin 需要在通过橡胶塞注入生理盐水后，摇晃和倒置/翻转瓶子进行制备。如果瓶子没有倒置，橡胶塞处的一部分溶液没有溶解会造成浪费。不需要强烈摇晃，产品会立即溶解，因为肉毒肉毒毒素不是一种不稳定的物质。

配制和肉毒毒素浓度

稀释配制浓度可以根据不同药品、治疗需求和剂量（50 U、100 U 或 200 U Incobotulinumtoxin 或 Onabotulinumtoxin；300 U 或 500 U Abobotulinumtoxin）在 0.5 ~ 10 mL 之间变化。这使得每 0.1 mL 可以制备 1 ~ 40 U 的剂量。配制容量决定了肉毒毒素的浓度和注射剂量，并影响了其扩散。

配制和注射疼痛感

根据建议，使用生理盐水配制肉毒毒素后注射可能会引起注射部位的疼痛（"刺痛"）。可以证明这种疼痛是由生理盐水的低 pH 引起的（产品没有缓冲剂）。作者使用了缓冲溶液（乳酸林格氏液）进行了非说明书的配制，并发现其具有相同疗效，但没有患者反映注射部位疼痛。一些医生使用含苯甲醇的抗菌生理盐水进行非说明书的配制。据报道，使用这种溶液也减轻了注射部位疼痛感，而且没有降低疗效，这表明该稀释剂的 pH 也是中性的。使用利多卡因（非说明书）进行配制也可以减轻注射部位疼痛感。

配制肉毒毒素的稳定性

配制后肉毒毒素的稳定性与配制前不同。未配制的肉毒毒素可以在室温下（<25℃）保存，而 Abobotulinumtoxin 和 Onabotulinumtoxin 必须在 2 ~ 8℃ 的冰箱中保存。这也驳斥了 Ona 和 Abo 中包含的复合蛋白质对稳定性的要求。Inco 的高稳定性可能是由于其经过优化的配方和 / 或纯度，即不含影响稳定性的杂质。所有配制后的产品必须在 2 ~ 8℃ 保存，并且必须按说明在 24 h 内使用。这是因为细菌可能在配制瓶中生长。如果产品在严格无菌条件下配制，稳定性会更好，至少对于 Inco 而言。配制后的 Inco 可在室温下保存 14 天，然后做半侧额头对比试验（抬头纹），与新鲜配制的 Inco 相比，其疗效没有下降。

肉毒毒素稀释和扩散

扩散描述了肉毒毒素分子在注射部位的分布，受注射技术、注射剂量、针头规格、进针角度和注射力等因素的影响。相反，扩散是一个物理术语，表示肉毒毒素在液体中沿浓度梯度的被动移动。根据菲克定律，分子量较大的分子扩散速度比分子量较小的分子慢。并发症是由肉毒毒素分子扩散到不需要治疗的肌肉引起的，因此有人假设 150 kDa 纯肉毒毒素的 Inco 扩散速度比 900 kDa 肉毒毒素复合物快。然而，通过分析配制瓶中的蛋白质种类发现，在 Ona 中，肉毒毒素与复合蛋白质解离（仅有 15% 的肉毒毒素与小型复合物结合）。在 Abobotulinumtoxin 中，复合物完全解离。这个结果表明，150 kDa 纯肉毒毒素的扩散不受复合蛋白质的影响（图 9.1）。此外，解离是神经生物活性的前提，因为复合结合的肉毒毒素无法与其受体结合，结合域被其中一个复合蛋白质屏蔽，从而阻断了结合。总之，当以等效剂量注射时，所有产品应该表现出相同的扩散方式。Abo、Ona 和 Inco 以等效剂量注射在小白鼠实验中已经得到了证实。一项分阶段研究证实了这一结果：产品以可比剂量和相同容量注射到额肌中，并确定了脱水区的面积。在比较 Inco 和 Ona 时，脱水区的面积没有差异；然而，Abo 扩散的面积较大。这可能是在应用 1：2.5 的剂量比时注射了更多活性肉毒毒素分子的结果。这也可以解释 Abo 比其他产品"扩散范围更广"的观察结果。Abo 中的肉毒毒素以类似于其他产品的肉毒毒素的方式扩散，因为它们有相同的蛋白质，大面积的脱水区只是剂量更高的反映。有人假设 Abobotulinumtoxin 中非常低的人血白蛋白含量（0.125 mg/ 瓶）可能是 Abo 扩散更快的原因。间质液中的人血白蛋白浓度约为 60 mg/mL，远高于产品中的浓度。注射后，所有产品中的肉毒毒素将立即达到组织中更高的 HSA 浓度水平。

肉毒毒素分子在组织中的扩散主要取决于剂量和注射容量。注射容量越多，扩散范围越广。最佳的

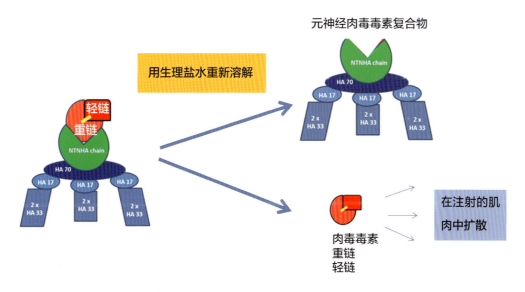

元神经肉毒毒素复合物

用生理盐水重新溶解

在注射的肌肉中扩散

肉毒毒素
重链
轻链

图 9.1　肉毒毒素复合物的解离。重新溶解后，复合物解离。肉毒毒素在注射的组织中扩散，不受复合蛋白质的影响

注射容量和最佳注射剂量，取决于肌肉的大小。小肌肉可以通过靠近神经肌肉接头处注射低容量（高浓度）的方式进行有效治疗。较大的肌肉需要更大的容量或更多的注射次数，这有利于到达所有神经肌肉接头。高浓度溶液的效果不应被过高估计：在一侧额头注射 5 U（0.25 mL：0.025 mL），另一侧注射 5 倍容量时，导致面积增加 50%。这与早期的研究结果一致，早期研究发现，在治疗眉间纹时，注射容量增加了 10 倍，没有显示出任何效果下降，最重要的是，并没有增加副作用（0.1 mL：1.0 mL）。当以两种不同的容量注射到额头时（0.1 mL 或 0.3 mL 中的 6 U）显示出不同的结果。较大的注射容量产生的皱纹减少区域比浓缩剂量（0.1 mL）大约多 67%。但由于肌肉的体积和肌肉的动态运动等差异，不同患者之间存在显著的差异。

将几种肉毒毒素产品的剂量从 0.01 mL 中的 1 U 增加到 0.05 mL 中的 5 U（注射剂量和注射容量都增加了），导致无汗区域的平均面积增加了约 300%。尽管是注射到皮肤而不是肌肉中，但可以假设注射剂量和注射容量增加 5 倍会大大增加扩散范围。在临床实践中，注射剂量和注射容量肯定不会以这么高的倍数增加。因此，在选择适当的注射容量方面，医生似乎有一定的灵活性。更重要的是靠近神经肌肉接头注射，以达到最佳效果和长时间的作用（从而实现神经末梢与肉毒毒素轻链的最佳"负荷"）。另一方面，可以通过保持低容量（高浓度）来增加剂量，以延长持续时间而不降低安全性。

临床意义

肉毒毒素配制的临床实践

肉毒毒素的制造过程以及肉毒毒素的配制方式对最终可用于临床的肉毒毒素量产生影响，因为冻干的肉毒毒素也会附着在瓶塞上。如果没有充分搅拌或倒置，肉毒毒素分子可能会分离出来，导致肉毒毒素浓度降低。这个问题在 Inco 中可能更为突出，因为 Abo 是通过类似的过程制造的，但它的瓶子更小，配制后通常填满整个瓶子。Inco 还有能够隔离更多液体的瓶塞（图 9.2）。如果不将瓶塞从瓶子中取出，注射器在按瓶计算注射数量时（如腋窝或小腿）可能会留下一些活性成分使注射量变少。Inco 含有更多的蛋白质（人血白蛋白）成分，尽管没有复合蛋白质。蛋白质物质在冲洗时会产生泡沫（图 9.3a）；

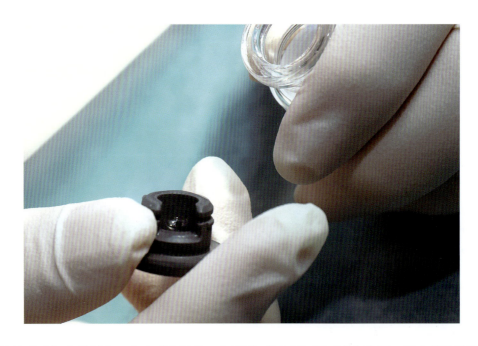

图 9.2　液体的黏附倾向使其在死角中残留液体。瓶塞的"洞穴"起到这个作用，当肉毒毒素被认为已经用完时，打开瓶塞经常可以找到残留的肉毒毒素液体。当按瓶计量肉毒毒素剂量时，例如在身体大块肌肉注射时，由于未被完全使用而影响临床效果

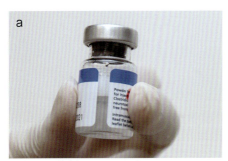
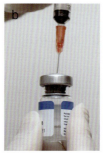
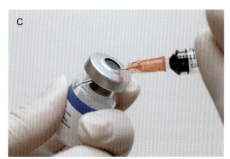

图 9.3　a. 蛋白质物质在冲洗时会产生泡沫。b. 当配制过程中的生理盐水通过悬空针进行快速冲洗时，可以看到一层厚厚的泡沫，这在 Inco 肉毒毒素中是独特且最显著的。c. 配制针应该紧贴瓶壁，顺着瓶壁导入流动的生理盐水

泡沫会干扰活性分子的正态分布。应使针紧贴瓶壁注入生理盐水配制稀释，避免快速冲洗产生气泡（**图 9.3b、c**）。应在泡沫消退后再进行药物提取，以确保药物蛋白质的浓度正确。

注射疼痛感

　　肉毒毒素注射的疼痛可以分为针刺疼痛和体内液体膨胀疼痛两部分。肉毒毒素在组织中引起的疼痛与 pH 相关，可以通过使用保存的盐水或添加利多卡因或碳酸氢钠来缓解，而不会降低治疗肉毒毒素的效果。

肉毒毒素扩散

　　肉毒毒素扩散长期以来一直被讨论，以确定最佳操作的准确作用范围。通常将菲克定律作为活性肉

毒毒素分子运动的原因，它描述了浓度梯度驱动下的运动，浓度水平与配制过程中添加的生理盐水的容量密切相关。然而，肉毒毒素在组织中的扩散并不是纯粹的扩散。由于大部分关于肉毒毒素扩散的判断是通过测量注射肉毒毒素后额头无汗区直径来进行的，因此在第 16 章中将包括更多关于肉毒毒素扩散的讨论。

参考文献

[1] Abbasi NR, et al. A small study of the relationship between Abobotulinum toxin A concentration and forehead wrinkle reduction. Arch Dermatol 2012;148(1):119–121.

[2] Alam M, et al. Pain associated with injection of botulinum A exotoxin reconstituted using isotonic sodium chloride with and without preservative: A double–blind, randomized controlled trial. Arch Dermatol 2002;138:510–514.

[3] Botox (Allergan), Summary of product characteristics, United Kingdom, 2019.

[4] Carey WD. Incorrect reconstitution of IncobotulinumtoxinA leads to loss of neurotoxin. J Drugs Dermatol 2014;13:735–738.

[5] Carli L, et al. Assay of diffusion of different botulinum neurotoxin type A formulations injected in the mouse leg. Muscle Nerve 2009;40:374–380.

[6] Costa A, et al. Comparative study of the diffusion of five botulinum toxins type–A in five dosages of use: Are there differences amongst the commercially–available products? Dermatol Online J 2012;18:2.

[7] Dover JS, et al. Botulinum toxin in aesthetic medicine: Myths and realities. Dermatol Surg 2018;44(2):249–260.

[8] Dressler D, et al. Reconstituting botulinum toxin drugs: Shaking, stirring or what? J Neural Transm (Vienna) 2016;123(5):523–525.

[9] Dressler D, et al. Botulinum toxin therapy: Reduction of injection site pain by pH normalisation. J Neural Transm 2016;123(5):527–531.

[10] Dysport (Ipsen), Summary of product characteristics, United Kingdom, 2018.Eisele KH, et al. Studies on the dissociation of botulinum neurotoxin type A complexes. Toxicon 2011;57:555–565.

[11] Grein S, et al. Stability of botulinum neurotoxin type A, devoid of complexing proteins. The Botulinum J2011;2:49–58.

[12] Güleç AT. Dilution of botulinum toxin A in lidocaine vs. in normal saline for the treatment of primary axillary hyperhidrosis: A double–blind, randomized, comparative preliminary study. J Eur Acad Dermatol Venereol 2012;26(3):314–318.

[13] Gu S, et al. Botulinum neurotoxin is shielded by NTNHA in an interlocked complex. Science 2012; 335:977–981.

[14] Hexsel D, et al. A randomized pilot study comparing the action halos of two commercial preparations of botulinum toxin type A. Dermatol Surg 2008;34:52–59.

[15] Hsu TS, et al. Effect of volume and concentration on the diffusion of botulinum exotoxin A. Arch Dermatol 2004;140:1351–1354.

[16] Kazim NA, Black EH. Botox: Shaken, not stirred. Ophthalmic Plast Reconstr Surg 2008;24(1):10–12.

[17] Kerscher M, et al. Comparison of the spread of three botulinum toxin type A preparations. Arch Dermatol Res 2012;304:155–161.

[18] Kutschenko A, et al. The role of human serum albumin and neurotoxin associated proteins in the formulation of BoNT/A products. Toxicon 2019;168:158–163.

[19] Pickett A. Dysport: Pharmacological properties and factors that influence toxin action. Toxicon 2009;54:683–689.

[20] Ramirez–Castaneda J, et al. Diffusion, spread, and migration of botulinum toxin. Mov Disord 2013;28(13):1775–1783.

[21] Soares DJ, et al. Impact of postreconstitution room temperature storage on the efficacy of IncobotulinumtoxinA treatment of dynamic lateral canthus lines. Dermatol Surg 2015;41:712–717.

[22] Vadoud–Seyedi J, et al. Treatment of axillary hyperhidrosis with botulinum toxin type A reconstituted in lidocaine or in normal saline: A randomized, side–by–side, double–blind study. Br J Dermatol 2007;156:986–989.

[23] Trindade de Almeida AR, et al. Pilot study comparing the diffusion of two formulations of botulinum toxin type A in patients with forehead hyperhidrosis. Dermatol Surg 2007;33 Spec No.:S37–S43.

[24] Xeomin (Merz), Summary of product characteristics, United Kingdom, 2020.

第10章　初始评估和美容性肉毒毒素治疗的重复和矫正

Yates Yen-Yu Chao（赵彦宇）

目　录

美容性肉毒毒素治疗的临床效果通常可持续4~6个月。为了保持肉毒毒素效果，患者需要定期进行重复治疗。如何成功的连续治疗取决于治疗的细节。由于肉毒毒素给药的最小改变可能会导致指数效应，因此在注射模式、个体差异和相对剂量方面，肉毒毒素美容治疗不应有波动。换句话说，治疗的模式、程度和剂量必须是可重复的。应该保持良好和适当的调整效果，并从每次治疗中吸取教训，以帮助修改下一次注射方案。

有趣而明显的是，20年前的美容性肉毒毒素治疗方案通常使用的剂量是高于现代的，并且每个注射点位的肉毒毒素剂量也更高。随着医学美容领域的发展以及对面部结构解剖学的深入了解，传统的三点或四点技术已经被细化为更加多样化的个性化治疗方案。在标准点位上进行网格状注射看起来简单，但实际上高度依赖于医生的专业技术。要重复成功的肉毒毒素治疗，需要专业记录治疗细节和正确解读临床反应。然而，对于从未接受过特定问题治疗的新患者，则需要更多关于肉毒毒素和相关生理学的专业知识。最初的正确决策对于未来的再次治疗具有重大影响。当患者已经在其他地方接受过肉毒毒素治疗并来到您这里时，他们可能会感受到效果并了解其中的差异。传统的美容性肉毒毒素治疗方案可能不是最佳的肉毒毒素注射方式，但它们是一个参考模型，您可以通过了解它发展和完善个人技巧。

初步判断

每个患者都有自己的问题，并且需要以不同的方式进行肉毒毒素治疗。评估对于制订合理的治疗方案至关重要，它决定美容性肉毒毒素治疗的效果。对患者进行全面评估包括视觉评估和触诊、仪器检查（如超声波），可以提供更多的信息。

视觉评估

肉毒毒素注射到目标肌肉后的外观可以提供重要信息。医生应该从咨询开始就观察患者。微笑和说话等正常的日常活动最能体现表情肌的正常运动模式。在不同的面部表情中，可以观察到有关于个体肌肉协同作用的信息（**图 10.1**）。肌肉的活动可以通过相关的结构运动来观察。运动程度还表明了肌纤维的分布范围（**图 10.2**）。

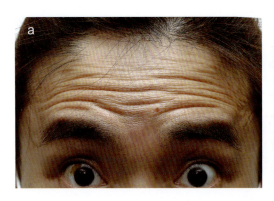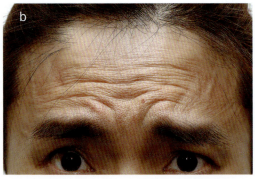

图 10.1　在扬眉动作（a）和皱眉动作（b）中，额肌在整个过程中得到锻炼。然而，额肌的活动仅限于与皱眉肌协同作用的中央下部区域

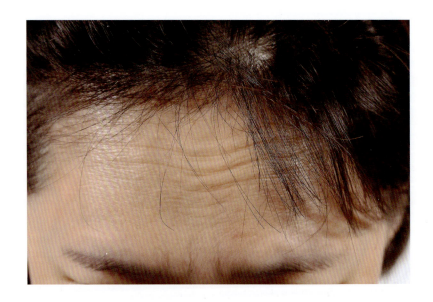

图 10.2　通过视觉观察该患者可以检测到额肌活动。前额的两侧和下侧都显得相对平静，左侧比右侧收缩得更厉害

　　注射时应该收集一系列信息进行综合评估，包括皮肤厚度（**图 10.3**）、皮肤质地和其他的皮肤状况，例如皮脂溢出、毛细血管扩张、粉刺、丘疹、活动性感染和炎症状况。一些患者可能会出现轮廓或容量的变化，表明最近或之前的治疗可能会影响肉毒毒素注射的效果。医生还应该意识到先天性或医源性的问题，这些问题在肉毒毒素效应发生后可能会被放大或恶化，例如局部麻痹和结构不对称（**图10.4**）。所有这些复杂问题都应该在治疗前向患者解释清楚，并在医疗记录中进行完整记录。以前的肉毒毒素使用史应包括品牌、大致注射剂量、费用、治疗效果、负面影响、效果持续时间、患者满意度和详细的治疗部位。这些信息的收集可以更好地指导治疗决策。此外，还应该获取有关以前的填充物（线、假体）、移植物、以前的手术史，以及正在进行的治疗或常规皮肤护理的信息。更仔细地观察还可

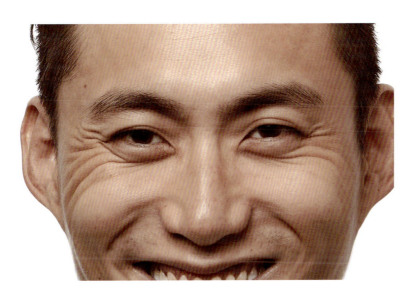

图 10.3　通过视觉评估，肌肉运动时形成的皮肤皱褶显示了皮肤的厚度。皮肤的折叠就像三明治一样，表皮形成两个表面。上外眦皮肤比下外眦皮肤薄

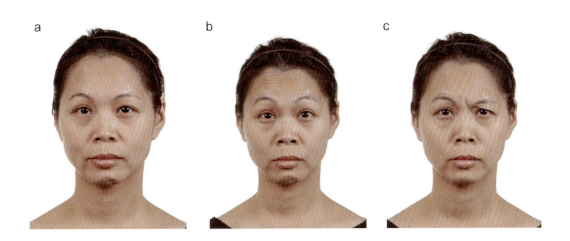

图 10.4　a. 治疗前照片显示患者面部基本对称，右侧眉毛稍高，右侧鼻唇沟稍微不明显。b. 抬起眉毛的动作相对对称，右侧额线拉得更高一些。当额肌完全收缩时，眉毛的水平位置比放松状态下显得更加对称。c. 右侧几乎没有皱眉的动作

以发现微小肌肉运动、矢量、强直收缩、局部加重等细微变化。手部肌肉的活动、肌肉代偿和底层组织松弛也是制订肉毒毒素治疗方案的重要因素。

沟通

除了询问病史外，医生还应该了解患者对治疗的期望和动机，这对于做出有关肉毒毒素使用范围和剂量的决策有很大帮助。有时可以通过仔细回顾病史来发现肉毒毒素抵抗的最初症状。

触诊

通过病史采集和视觉评估获得的信息大部分可以通过触诊进一步验证。通过触诊治疗部位，可以更多地了解皮肤质地、松弛程度或厚度（**图 10.5**），以及肌肉的状况，包括基本张力、厚度、体积（**图 10.6**）、分布、肌肉活动、插入点、表面束缚纤维（**图 10.7**）、运动强度、协同作用和可运动程度。触诊对于检查患者在治疗后的早期反应、检测可能的不完全阻断，以及更好地了解肉毒毒素效应（**图 10.8、**

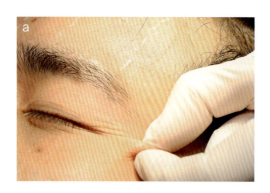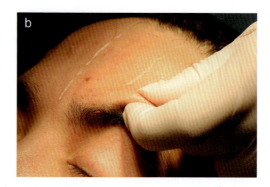

图 10.5 众所周知，眶周区的皮肤厚度（a）比前额的皮肤厚度（b）薄。然而，通过触诊评估准确的厚度可以帮助判断针刺入的适当深度

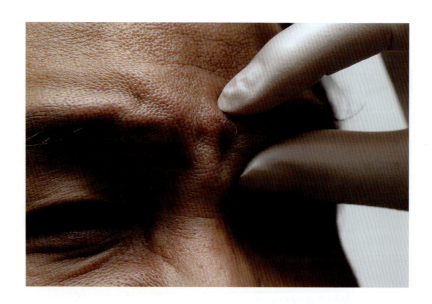

图 10.6 肌肉体积和分布因患者而异。正确的评估有助于确定适当的治疗剂量

图 10.9）和治疗质量也非常有价值。早期肉毒毒素耐药病例通常可以通过临床效果的微妙恶化在这个阶段更容易被发现；轻微不完整的阻滞无法仅凭视觉评估来判断。

记录和治疗后评估

详细记录治疗规范对于实现所需的肉毒毒素效果或改进后续治疗过程非常重要。对于肉毒毒素治

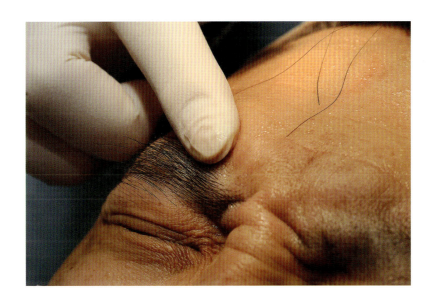

图 10.7　面部肌肉与皮肤之间有更为复杂的交错和连接。通过触诊评估，可以进一步认识结构的运动性、连接性和限制性

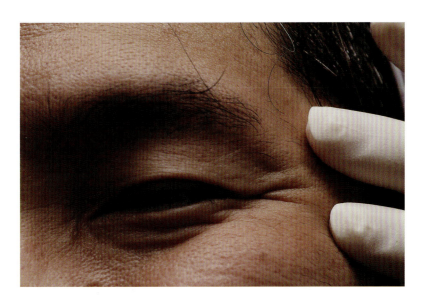

图 10.8　皱纹的范围实际上并不是肌肉运动的范围，也可以是皮肤的褶皱。触诊对于帮助理解潜在的肌肉活动非常有价值

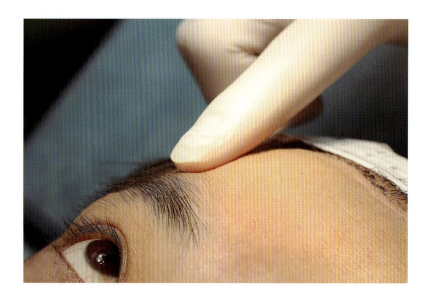

图 10.9 即使治疗后没有明显皱纹，仍可能存在残留的肌肉活动，这显示了完全肉毒毒素覆盖和临床疗效之间的差异

疗，展现医生专业精神的关键方法之一是确保每次治疗都能可靠地产生相同的患者满意度。保存良好且完整的记录有助于临床医生提高决策和制订治疗方案。

重复治疗

美容性肉毒毒素治疗很受欢迎，并且已成为大多数患者的常规治疗方案。医生必须进行严格的质量把关，以便将其作为可持续发展业务的一部分。即使是微小的剂量变化或注射点位的微调，也可能导致意想不到的效果变化。患者很快就能察觉到任何进展或下降，他们对治疗效果的差异也许比医生更为敏感。患者总是会赞赏专业人士的专业知识，因为他们能够提供精准的治疗，以实现稳步改善。由于每4~6个月需要重新注射一次肉毒毒素，几个月后脸部的变化可能会引起尴尬。

治疗剂量和深度

在将肉毒毒素注射纳入个人持续性常规治疗计划之前，应详细记录治疗深度、注射剂量和注射点位，以供进一步参考。这样可以追踪任何次优结果，并根据原始计划进行必要的修改。

其他治疗注意事项

对于患者希望治疗的问题以及相关的关注点，包括患者治疗前的基础条件、面部不对称、肌肉协同作用等，通过摄影和描述清晰地记录是非常重要的。面部动态本身是短暂的，会迅速消失和变化。这些问题在治疗后可能会被省略或掩盖。患者的问题会随着衰老过程而变化。现今有许多美容治疗方法的选择可能会改变肉毒毒素的目标，这些也应该被记录下来。这些记录对于更好地理解治疗的效果和持久性也非常有价值。

治疗计划的修改

为了保持治疗效果的稳定性，应在治疗计划中准确复制那些取得满意效果和良好反应的治疗方案。然而，当病情发生变化时，例如随着年龄的增长、额外的手术或填充治疗、体重减轻或增加，或者治疗效果的累积，医生应该如何调整治疗计划方案？

对于大多数与皱纹相关的动态表情肌运动的问题，为了获得预期相似的效果，通常需要使用相似的注射剂量。然而，对于涉及失用性萎缩的轮廓问题，临床效果通常会持续较长时间，并且在重复治疗后可以减少治疗剂量。目标肌肉的体积增加和训练可能会对这些肉毒毒素塑形治疗产生影响，从而抵消其临床效果。在考虑肉毒毒素重叠或与填充剂一起使用时，需要考虑到注射填充剂可以改变结构的几何形状和分层关系。

与衰老相关的下垂问题会对皱纹的形状和严重程度、拮抗肌肉的关系和面部动态产生影响。正常情况下，随着这些变化，需要增加肉毒毒素的注射剂量。然而，与持续增加肉毒毒素的注射剂量相比，通过更适当的方式更好地解决这些伴随的衰老症状更为理想。在提升治疗过程中，通常的做法是通过抵消降肌的作用来解决下垂问题。注射代偿性上提肌并不是组织松弛或下垂的最佳和最典型的解决方案。

在实践中，注射填充剂和整形手术通常与肉毒毒素注射联合使用。对于组织内存在其他异物的患者，需要调整肉毒毒素注射剂量和治疗模式，以避免异物在表面积聚沉积。在填充剂治疗中，一些操作错误可以通过注射最小剂量的肉毒毒素来矫正，例如填充剂的不均匀分布、局部堆积、注射层次错误，以及与填充剂相关的不良轮廓调整。手术可能会改变组织结构平面，因此对于接受手术的患者，肉毒毒素注射的深度也需要进行调整。提升手术可以解决组织松弛问题，从而使肉毒毒素管理更加灵活。相反，肉毒毒素有助于缓解手术中的肌肉紧张，促进伤口愈合，并矫正手术缺陷。

参考文献

[1] de Maio M, et al. Facial assessment and injection guide for botulinum toxin and injectable hyaluronic acid fillers: Focus on the upper face. Plast Reconstr Surg 2017;140(2):265e–276e.

[2] de Maio M, et al. Facial assessment and injection guide for botulinum toxin and injectable hyaluronic acid fillers: Focus on the lower face. Plast Reconstr Surg 2017;140(3):393e–404e.

[3] Farolch–Prats L, et al. Facial contouring by using dermal fillers and botulinum toxin a: A practical approach. Aesthetic Plast Surg 2019;43(3):793–802.

[4] Flynn TC. Botulinum toxin: Examining duration of effect in facial aesthetic applications. Am J Clin Dermatol 2010;11(3):183–199.

[5] Glogau R, et al. Assessment of botulinum toxin aesthetic outcomes: Clinical study vs real–world practice. JAMA Dermatol 2015;151(11):1177–1178.

[6] Hexsel D, et al. Long–term cumulative effects of repeated botulinum toxin type A injections on brow position. Dermatol Surg 2020;46(9):1252–1254.

[7] Nestor M. Key parameters for the use of Abobotulinumtoxina in aesthetics: Onset and duration. Aesthet Surg J 2017;37(suppl_1):S20–S31.

[8] Weinkle SH, et al. Impact of comprehensive, minimally invasive, multimodal aesthetic treatment on satisfaction with facial appearance: The HARMONY study. Aesthet Surg J 2018;38(5):540–556.

第11章 从解剖学角度来看美容性肉毒毒素治疗

Nicholas Moellhoff and Sebastian Cotofana（尼古拉斯·莫尔霍夫和塞巴斯蒂安·科托法纳）

目 录

简介

面部由复杂且交织的解剖结构组成，使其能够实现多种面部表情、情感表达、交流和食物摄入。随着时间的推移，面部骨骼和软组织层的形态变化受到多种因素的影响，导致面部衰老。了解解剖学和衰老过程中软组织结构的变化对于进行安全有效的治疗至关重要，其中包括注射肉毒毒素来改善面部皱纹。

面部的动态纹反映了皮肤表面对底层肌肉组织收缩的反应。面部很多表情肌直接附着在上层皮肤上，精确地调控表达面部表情，例如在眉毛或眶周区，或者通过筋膜层传递间接效果，如在前额区域。在中面部，面部表情肌与皮肤的连接相对较松散，通过一种由弹性纤维、脂肪小叶和结缔组织纤维构成的三维筋膜网〔称为浅表肌肉腱膜系统（SMAS）〕进行连接。根据纤维的方向，肌肉可以施加多个运动轴，包括水平和垂直收缩，或以外周定向方式辐射。

肉毒毒素通过抑制神经肌肉接头处乙酰胆碱的释放而导致肌肉麻痹。肉毒毒素注射的效果受到多个因素的影响，包括注射剂量、目标肌肉体积、注射深度、解剖区域，以及穿透的解剖筋膜层。面部肌肉的解剖结构因个体而异。因此，在注射前对患者进行准确评估对于美学效果至关重要。评估动态收缩模式、肌肉纤维方向和静态面部线条可以确定最合适的注射点位。虽然并发症并不常见，并且其持续时间受到肉毒毒素的有效性限制，但它们可能引起患者的不满并可能干扰治疗效果。并发症通常影响肌肉，因此，深入了解底层肌肉组织及其运动轴对于预测结果和避免附带损伤至关重要。

下文根据面部表情的底层肌肉和其他常见的美学指标详细阐述了面部皱纹的形成，并说明了不同区域的肉毒毒素治疗的临床相关解剖学。

眶周区

眶周区在社交互动中至关重要。它在非语言交流中发挥着作用，并表现出大量的情绪，包括悲伤、疲倦、愤怒或惊讶。眶周区的筋膜分层排列由 8 个不同的解剖层组成：

第 1 层：皮肤层。

第 2 层：皮下脂肪层。

第 3 层：额上肌筋膜层 / 眼轮匝肌保留韧带。

第 4 层：额肌 / 眼轮匝肌。

第 5 层：眼轮匝肌后脂肪层（ROOF）。

第 6 层：额下筋膜延续的致密筋膜层。

第 7 层：骨膜前脂肪层。

第 8 层：骨膜。

眉毛和眉间区的皮下结构能够精确地实现皮肤的运动。在这个区域，肌肉纤维、结缔组织和皮下脂肪紧贴在一起，并黏附在覆盖的皮肤上，没有形成可能掩盖肌肉运动的独立皮下滑动平面。此外，眉毛与下方的眶上缘骨没有直接附着，因此在眶周肌肉组织收缩时可以实现高度和多功能的活动。眶周区高功能性的另一个重要条件是其独特的肌肉组成，包括降眉肌、皱眉肌、眼轮匝肌和额肌，它们都与覆盖的皮肤在眉毛的水平上融合（**图 11.1**）。然而，眶周区的肌肉不能仅仅被视为独立的个体，因为它们是相互关联的，并作为一个生物力学单元，对眉毛和眉间覆盖的皮肤产生综合影响。它们统称为眼轮匝肌复合体。眼轮匝肌严格位于皮下，并与颅侧的泪沟骨和韧带、泪沟韧带以及内眦韧带接触。降眉肌和皱眉肌具有不同的起点（**图 11.2**）。降眉肌起点位于鼻骨中线和旁正中平面的根部，止于眉间皮肤上缘水平。皱眉肌起点位于旁正中平面的额骨上弓，它将皮肤插入眉毛的中间 1/3 处。

额肌没有直接的骨连接，但它被两个从帽状腱膜延伸出来的筋膜包围。当额肌延伸到前额时，其肌纤维分布于眼轮匝肌（眉毛的外侧、中间和内侧 1/3 处）、皱眉肌（眉毛的中间 1/3 处）和降眉肌（在中线位置），对应于眉毛上缘的水平位置（**图 11.1**）。

眉毛的中间 1/3 主要由皱眉肌的真皮插入向内侧拉动，而眉毛的内侧 1/3 则通过与内侧眼轮匝肌（也称为降眉肌）和外侧眼轮匝肌的肌肉连接做出反应。降眉肌的一部分位于眉毛的内侧凹陷处。另一

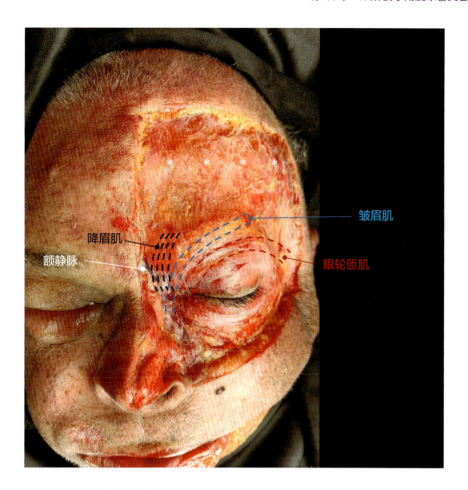

图 11.1　左上面部的尸体解剖。额肌（＊）延伸至前额，肌纤维分布于眼轮匝肌（位于眉毛的外侧、中间和内侧 1/3 处）、皱眉肌（位于眉毛的中间 1/3 处）和降眉肌（位于眉毛的中线处）位于与眉毛上缘相对应的水平位置

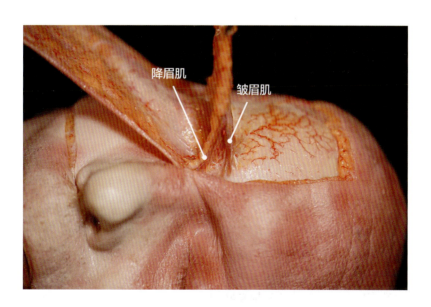

图 11.2　眉间区域的尸体解剖。注意降眉肌和皱眉肌的骨起源

方面，额肌是主要的提眉肌。在侧面，眼轮匝肌充当外侧眉毛的下压肌。

鉴于该解剖区域的复杂性，在注射肉毒毒素以改善眉间纹或调整眉毛形状之前，医生应该对解剖位置和各个眶周肌肉之间复杂的相互作用有深入的了解，以确保注射的效果、效率和安全性，并为每位患者量身定制注射计划。

眉间纹

眉间纹是由皱眉肌、眼轮匝肌和降眉肌的收缩产生的。根据运动轴的不同，垂直和水平眉间纹有所不同。一般来说，皱纹的方向与肌束的收缩方向垂直。因此，水平皱纹是由降眉肌的收缩引起的，而垂直皱纹主要是由皱眉肌的收缩（在水平方向上拉动眉毛皮肤）以及眼轮匝肌内侧部分的收缩引起的。降眉肌的侧向纤维也有助于形成眉间纹。

眉毛的位置处于拮抗肌肉群（即眉毛的降肌和提肌）之间的平衡状态。干扰这种平衡，即通过注射肉毒毒素来减少动态眉间纹，将会麻痹目标肌肉或肌肉群，从而最终影响眉毛的位置。在治疗中，目标应该是针对负责形成眉间纹的特定肌肉，并确保准确的产品注射位置，以避免过度治疗或治疗不足，或因产品扩散而导致意外的肌肉松弛。

因此，最近提出了一种治疗眉间区的三点注射技术，专门针对眉毛下压肌和皱眉肌的各自起始点。通过深入注射并与骨骼接触，可以将肉毒毒素有效地注射到肌肉中，从而迅速放松肌肉，同时减少并发症。为了瞄准皱眉肌的起始点，医生应将针头放置在未收缩的眉毛内侧端内侧和下方 1~2 mm 处，并将产品与骨骼接触。降眉肌的起始点注射在连接内眦韧带之间的线的水平中点位置。如果眉毛上缘的肌肉收缩可见，则可以在眉毛内侧 1/3 处进行皮下注射，以瞄准眼轮匝肌（降眉肌）的内侧部分。

鱼尾纹

鱼尾纹是由眼轮匝肌外侧肌纤维收缩引起的。由于皮下肌纤维的方向围绕眶骨缘形成圆形排列，因此收缩后产生的皱纹呈辐射状向外围延伸。皮肤和皮下脂肪层的结构决定了皱纹的深度，而下方的眼轮匝肌的延伸决定了其长度。通过皮下注射肉毒毒素，可以减轻这些皱纹的严重程度。肌肉的衰弱还会导致眉尾抬高，因为眉毛下压肌（眼轮匝肌）和上提肌（额肌）之间的平衡再次发生变化。

治疗眶周区时的常见并发症

眉毛下垂

通常，在眉毛中间上缘的皱眉肌进针注射肉毒毒素以针对皱眉肌。在眉毛上方注射肉毒毒素可能会导致额肌松弛，从而使眉毛下垂。此外，注射时离降眉肌太远，即在眉间水平线上，与肌肉的起始点不相符，也可能削弱额肌的内侧纤维，导致内侧眉毛下垂。

"Spock" 或 "Mephisto" 形眉毛

这种并发症是肉毒毒素治疗眉间纹时的常见问题。它是由于额肌过度收缩而导致眉尾抬高。如果在降眉肌的真皮插入点水平线上注射太靠前，会影响中央额肌，导致眉毛内侧 1/3 的凹陷和外侧肌纤维过度收缩。

上睑下垂

在注射肉毒毒素治疗眉间纹后，人们担心可能会出现上睑下垂这种并发症。如果肉毒毒素注射得太深，而不是在皱眉肌的皮肤附着点进行浅表注射，可能会导致产品扩散到眶上孔/切迹并进入眶内提上睑肌，该肌肉负责抬高上睑。

前额区

前额的分层排列由 8 个不同的层组成：

第 1 层：皮肤层。

第 2 层：皮下脂肪（额浅脂肪室）层。

第 3 层：额上筋膜层。

第 4 层：额肌。

第 5 层：额后肌脂肪层。

第 6 层：额下筋膜层。

第 7 层：疏松乳晕组织层（前额上部）、骨膜前脂肪层（前额下部外侧）。

第 8 层：骨膜层。

额肌没有与骨相连。相反，它位于从帽状腱膜（额上筋膜和额下筋膜层）延伸的筋膜包膜内。额上筋膜层（第 3 层）将额肌的肌肉收缩传递到上方的皮肤层（第 1 层），肌肉收缩的可见度取决于皮下脂肪层（第 2 层）的厚度。在某些情况下，左右肌腹被中央肌腱膜分开，导致肌束角度增加，额肌束更加侧向。有趣的是，虽然额肌下部起到提眉的作用（与眼轮匝肌和皱眉肌相连），但额肌上部起到压低发际线的作用。这种双向运动在水平线上汇聚（C 线），长度约为前额总长度的 60%。

抬头纹

抬头纹是由额肌的收缩产生的，对应于肌肉收缩模式的垂直方向。根据肌肉的形态和腱膜的存在，抬头纹可以呈现出水平直线或波浪线的形式。当额肌束角度增加并且纤维定向更横向时，就会出现波浪状的抬头纹。在前额区注射肉毒毒素可以减少横向抬头纹。注射技术应该根据注射的前额区而定。进针深度轻微接触骨骼，将肉毒毒素注射到骨膜层上，从颅骨到 C 线的范围内进行。浅表皮下注射应该在 C 线以下进行。波浪状的抬头纹甚至可以延伸到颞嵴的侧面，在某些情况下需要在发际线的侧面进行注射。

治疗前额区时的常见并发症

眉毛下垂

由于额肌的纤维松弛可以导致眉毛抬高，瞄准 C 线以下的下额区进行注射可能会增加眉毛下垂的风险。尤其是在该区域进行深层注射而不是皮下注射时，风险特别高。

"Spock" 或 "Mephisto" 形眉毛

注射中央额肌后可能会导致眉毛外侧过度抬高。

注射水平抬头纹时无须侧化注射点位。

腮腺 – 咬肌区

由于咬肌的凸出，腮腺 – 咬肌区极大地定义了面部的形状。一般来说，它包括以下几层：

第 1 层：皮肤层。

第 2 层：皮下脂肪（脸颊中部和侧面脂肪）层。

第 3 层：浅表肌肉腱膜系统（SMAS）。

第 4 层：深间隙层。

第 5 层：腮腺咬肌筋膜层。

咬肌位于第 5 层深处，并与面神经和腮腺的分支相关（**图 11.3**）。它由 2 个肌腹组成，这些肌腹具有前上纤维方向，并由强大的肌肉肌腱分隔。浅腹的起点位于颧骨上颌突和颧弓下缘，而深腹的起点较靠后，位于颧弓深下层。这两个肌腹都插入下颌角和下颌外侧。

咬肌与颞肌和翼状肌一起主要参与咀嚼。

咬肌肥大和磨牙症的治疗

肉毒毒素注射可以通过减小咬肌的体积和强度来治疗咬肌肥大。注射可以缓解磨牙症和（或）通过减少咬肌的凸出来改变面部形状，从而实现面部瘦脸效果。反过来，其他咀嚼肌肥大可能会出现对咬肌松弛的代偿。例如，颞肌的肥大会在颞部凹陷患者中增加美学效果。注射前，应该在咬紧牙齿时用手触诊感知咬肌的大小范围。必须小心地在咬肌肌肉总范围的下 1/4 处肌腹深层多点位均匀注射。

治疗腮腺－咬肌区时的常见并发症

微笑不对称

肉毒毒素注射在表浅层或定点偏前，即仅针对咬肌的浅层头部而穿透肌内肌腱，可能会导致药液逆行扩散和浅层笑肌的松弛，从而引起微笑的不对称。

蛙腮

深部咬肌腹部的注射会引起浅部腹部的反常膨胀，因为肉毒毒素可能被深层肌腱限制在深层腹部。为了获得最佳效果，两个隔室都应注射。

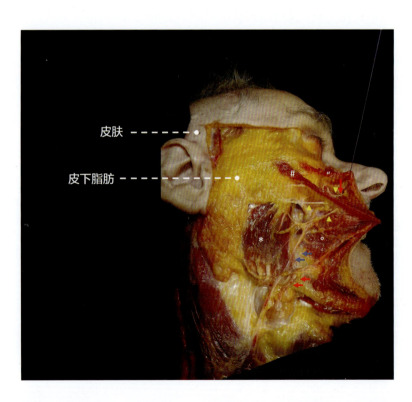

图 11.3　中下面部的尸体解剖。颜面静脉（蓝色箭头）和颜面动脉（红色箭头）在下面部，位于咬肌（*）的前缘暴露出来。咬肌由 2 个肌腹组成，具有前上方的纤维定向，由强大的肌肉肌腱分隔。该标本中已切除腮腺。面神经的分支被标记为"△"。颊肌（。）颧大肌（#）和提上唇肌（"）肌肉被标记出来。下眶神经血管束被突出显示

下面部、下颌线和下颏

下颌线的轮廓对于面部吸引非常重要。它有一个经典的 5 层排列：

第 1 层：皮肤层。

第 2 层：皮下脂肪（即下颌脂肪室）层。

第 3 层：颈阔肌和降口角肌。

第 4 层：颈阔肌下脂肪层和深层脂肪层。

第 5 层：骨膜层。

颈阔肌主要决定下颌线的基调和位置。它是主要的面部降压肌，因为它以超内侧轨迹上升越过颈部的前外侧，连接到降下唇肌的上部、蜗轴并延伸经过下颌角（**图 11.4**）。它与中面部的 SMAS 和眼轮匝肌以及上面部的颞浅筋膜连接（**图 11.5**）。颈阔肌具有高度活动性，因为它与下面的下颌骨没有直接连接。面部中部脂肪室的下移以及衰老过程中的重力效应导致颈阔肌和下颌脂肪室的尾部移位，从而导致下颌畸形。

下颏的形状主要对应于下面的颏肌（**图 11.6**）。它的骨起源于唇颏沟。肌纤维向下走行并插入。直接进入真皮层。肌肉收缩会抬高下颏并外翻下唇。由于真皮纤维的插入，上层皮肤可能会出现凹陷。

肉毒毒素塑造下颌轮廓

将肉毒毒素注射到颈阔肌中可以减轻肌肉的张力，从而对抗其下拉力并改善下颌缘的轮廓。此外，由于侧面下降肌放松，可以感觉到侧面轻微抬高。这可以增加中面部体积并减少下颌畸形。应在多个注射点位进行皮下注射，距下颌线约 1 cm。内侧注射应延伸至口腔联合下方 1 cm。此外，颈阔肌带应该是有针对性的，进一步影响患者的美观效果。

下颏的治疗

下颏的肉毒毒素治疗可以产生多种效果。中线深度注射与骨接触削弱了颏肌的活动，平滑了唇下颌沟，并通过拉长下颏将其从方形变为心形来使面部外观女性化。此外，在浅表层进行皮下注射可以减少皮肤表面凹陷。

治疗下面部时的常见并发症

下唇不对称

在唇下颌沟内侧深层注射肉毒毒素可麻痹降下唇肌。因此，颈阔肌或颏肌注射的产品给药不精确会导致嘴唇运动不对称和口腔联合闭合障碍。

肉毒毒素注射对皮肤的影响

皮肤覆盖着人体的整个外表面，被认为是最大的人体器官。它提供了抵御机械应力、病原体、紫外线和肉毒毒素的保护性物理屏障。其主要功能包括温度调节、免疫防御、感觉信息传输和体内平衡。在面部，皮肤的厚度、与下面的筋膜层的黏附力、色素沉着和颜色各不相同，具体取决于面部区域。尽管中面部的皮肤相对较厚，但眶下区的皮肤较薄且透明，并且直接附着在下面的眼轮匝肌上。该区域缺乏皮下脂肪层，导致该区域呈蓝色色素沉着，反映了肌肉纤维的颜色。在鼻唇沟和唇下颌沟的内侧，皮肤与交织的胶原蛋白肌纤维网有很强的附着力，皮下脂肪插入该网之间，将皮肤与面部表情肌连接起来。

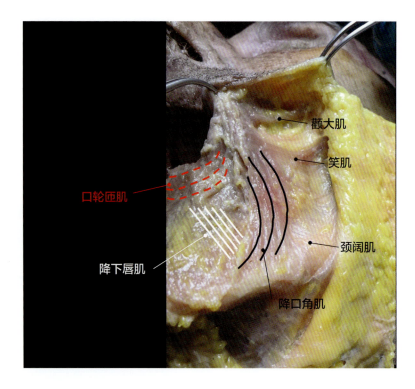

图 11.4　去除皮肤和皮下脂肪后下面部的尸体解剖，描述口周区和口周肌肉组织，包括降下唇肌、降口角肌、口轮匝肌、颈阔肌、笑肌和颧大肌

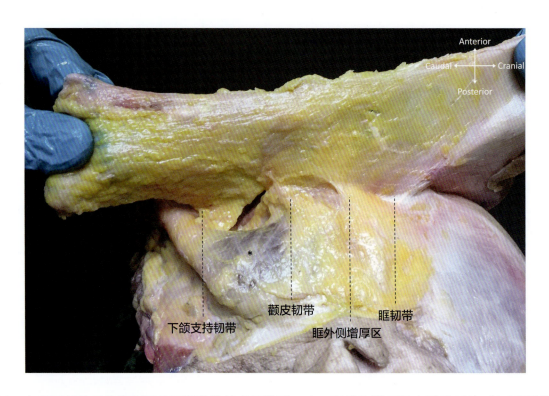

图 11.5　左半面部的尸体解剖显示面部的连续分层排列。皮下脂肪和浅层肌肉腱膜系统（包括颞浅筋膜、SMAS 和颈阔肌）一起升高。注意面部韧带、咬肌（*）被腮腺肌筋膜覆盖

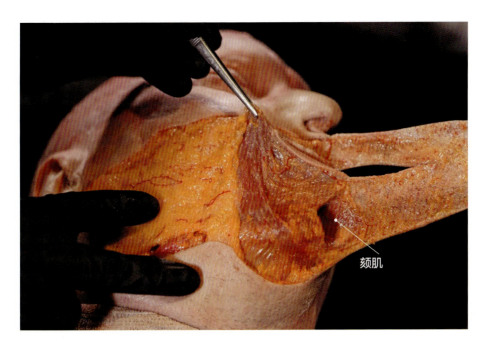

图 11.6　下面部的尸体解剖，描述了颏肌的骨起源，该肌肉浅层插入皮下脂肪层和真皮层中

　　肉毒毒素注射对皮肤本身的影响存在争议。频繁、长期注射肉毒毒素可能会导致真皮内末端肌纤维和三维 SMAS 网络的萎缩，从而导致皮肤变薄。然而，研究表明，经过肉毒毒素治疗的皮肤在弹性和柔韧性方面可能会增加。这些争议突显了进一步进行高质量研究的必要性。

肉毒毒素注射塑造身体轮廓

　　除了用于治疗面部皱纹，肉毒毒素还可以用于多种不同的适应证，包括塑造身体轮廓手术。其作用是引起肌肉萎缩，而不是像治疗面部时那样放松肌肉。与治疗肌肉痉挛类似，高剂量的肉毒毒素被注入深层肌肉组织，使治疗区域变得细长和清晰。常见的例子包括注射斜方肌、二头肌、三头肌、三角肌或腓肠肌。

结语

　　皮肤表面发生的大部分变化都是由于下面的肌肉组织变化引起的。患者经常向医学美容从业者咨询以改善面部皱纹，而注射肉毒毒素使肌肉麻痹是实现这一目标的方法。然而，重要的是要意识到面部肌肉并不是单独活动的，而是交织在由激动剂和拮抗剂组成的肌肉复合体中，以实现最复杂的面部表情。因此，对单一肌肉的麻痹可能导致不平衡，医生需要考虑和预测这种不平衡的影响。医生必须预见美容治疗后的所有后果，尤其是在注射肉毒毒素时，应以最准确和可预测的注射为目标。深入了解基础解剖学知识和个性化评估将指导从业者获得更安全、更高效、更精确的结果，同时减少不良反应。

参考文献

[1]　Ahsanuddin S, Roy S, Nasser W, Povolotskiy R, Paskhover B. Adverse events associated with Botox as reported in a food and drug administration database. Aesthetic Plast Surg. 2021;45(3):1201–1209.

[2]　Bonaparte JP, Ellis D. Alterations in the elasticity, pliability, and viscoelastic properties of facial skin after injection of Onabotulinum Toxin A. JAMA Facial Plast Surg. 2015;17(4):256–263.

[3] Cheng J, Chung HJ, Friedland M, Hsu SH. Botulinum toxin injections for leg contouring in East Asians. Dermatol Surg. 2020;46(Suppl 1):S62–S70.

[4] Cotofana S, Schenck TL, Trevidic P, et al. Midface: Clinical anatomy and regional approaches with injectable fillers. Plast Reconstr Surg. 2015;136(5 Suppl):219S–234S.

[5] Cotofana S, Fratila AA, Schenck TL, Redka–Swoboda W, Zilinsky I, Pavicic T. The anatomy of the aging face: A review. Facial Plast Surg. 2016;32(3):253–260.

[6] Cotofana S, Freytag DL, Frank K, et al. The bidirectional movement of the frontalis muscle: Introducing the line of convergence and its potential clinical relevance. Plast Reconstr Surg. 2020;145(5):1155–1162.

[7] Cotofana S, Lachman N. Anatomy of the facial fat compartments and their relevance in aesthetic surgery. J Dtsch Dermatol Ges. 2019;17(4):399–413.

[8] Cotofana S, Pedraza AP, Kaufman J, et al. Respecting upper facial anatomy for treating the glabella with neuromodulators to avoid medial brow ptosis – A refined 3–point injection technique. J Cosmet Dermatol.2021;20(6):1625–1633.

[9] Davidovic K, Melnikov DV, Frank K, et al. To click or not to click – The importance of understanding the layers of the forehead when injecting neuromodulators – A clinical, prospective, interventional, split–face study. J Cosmet Dermatol. 2021;20(5):1385–1392.

[10] Frank K, Freytag DL, Schenck TL, et al. Relationship between forehead motion and the shape of forehead lines–A 3D skin displacement vector analysis. J Cosmet Dermatol. 2019. PMID: 31282119.

[11] Ingallina F, Frank K, Mardini S, et al. Re–evaluation of the layered anatomy of the forehead – introducing the subfrontalis fascia and the retro–frontalis fat compartments. Plast Reconstr Surg 2022. PMID: 35006205.

[12] Lee HJ, Choi YJ, Lee KW, Hu KS, Kim ST, Kim HJ. Ultrasonography of the internal architecture of the superficial part of the masseter muscle in vivo. Clin Anat. 2019;32(3):446–452.

[13] Lee HJ, Kang IW, Seo KK, et al. The anatomical basis of Paradoxical masseteric bulging after botulinum neurotoxin type A injection. Toxins (Basel) 2016;9(1).

[14] Lopez–Ojeda W, Pandey A, Alhajj M, Oakley AM. Anatomy, Skin (Integument). In: StatPearls. Treasure Island (FL), 2021.

[15] Moqadam M, Frank K, Handayan C, et al. Understanding the shape of forehead lines. J Drugs Dermatol.2017;16(5):471–477.

[16] Nikolis A, Enright KM, Rudolph C, Cotofana S. Temporal volume increase after reduction of masseteric hypertrophy utilizing Incobotulinumtoxin type A. J Cosmet Dermatol. 2020;19(6):1294–1300.

[17] Sandulescu T, Buechner H, Rauscher D, Naumova EA, Arnold WH. Histological, SEM and three–dimensional analysis of the midfacial SMAS – New morphological insights. Ann Anat. 2019;222:70–78.

[18] Small R. Botulinum toxin injection for facial wrinkles. American Family Physician. 2014;90(3):168–175.

[19] Suwanchinda A, Rudolph C, Hladik C, et al. The layered anatomy of the jawline. J Cosmet Dermatol.2018;17(4):625–631.

[20] Swift A, Green JB, Hernandez CA, et al. Tips and tricks for facial toxin injections with illustrated anatomy. Plast Reconstr Surg. 2022;149(2):303e–312e.

[21] Sykes JM, Cotofana S, Trevidic P, et al. Upper face: Clinical anatomy and regional approaches with injectable fillers. Plast Reconstr Surg. 2015;136(5 Suppl):204S–218S.

[22] Yi KH, Lee HJ, Choi YJ, Lee K, Lee JH, Kim HJ. Anatomical guide for botulinum neurotoxin injection: Application to cosmetic shoulder contouring, pain syndromes, and cervical dystonia. Clin Anat. 2020. doi.org/10.1002/ca.23690.

第12章 肉毒毒素注射深度对美容效果至关重要

Yates Yen-Yu Chao（赵彦宇）

目 录

通常对肉毒毒素注射是基于表面标志点的精确定点、定量注射，但较少关注注射深度。然而，作用于神经肌肉接头的肉毒毒素必须尽可能靠近目标肌肉末端板或注入肌肉内部。精确的肉毒毒素注射应该采用正确的注射剂量，调整肌肉分布，并注射到适当的深度。然而，表面标志仅与底层结构松散相关。注射的深度应该适应区域组织层次关系和组织厚度。定位注射点位不应仅限于与某些表面结构的距离。

肌肉厚度和皮肤厚度

理想情况下肉毒毒素应直接注射到肌肉，因此从上覆表面皮肤到肌肉的某一点的距离应该是预期的注射深度。皮肤的厚度及皮下脂肪组织的数量可能因性别、年龄、种族特征、BMI（身体质量指数）、个人特征和注射位置的不同而有所差异。超声图像可以帮助确定组织的厚度，但会增加操作的复杂性。

同样重要的是，在适当的深度注射肉毒毒素，以减少肉毒毒素扩散才能达到其效果的必要性，并限制不必要的刺入深度，以避免并发症（图 12.1）。当不同的肌肉在有限的空间内分布时，这意味着针尖的位置对于组织的厚度和分层至关重要，以避免肉毒毒素注射引起的并发症。相反，肌肉厚度可能是一个值得关注的问题，因为大肌肉可能需要多次注射才能覆盖整个肌肉跨度上的所有肌纤维（图12.2 和图12.3）。如果注射仅针对浅表层或深层部分，则在对大肌肉进行治疗后，一些尚未减弱的纤维会出现萎缩。注射前应收集有关皮肤和肌肉厚度的信息。通过视觉评估、触诊和练习进行病理学评估。

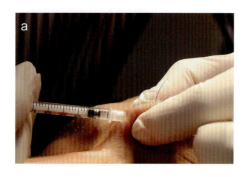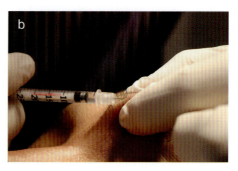

图 12.1　注射肉毒毒素治疗眉间纹最好以肌肉注射的方式进行。a. 注射针可以到达内侧更深层，因为皱眉肌的起点是肌肉的最深层，从眶缘开始。b. 当皱眉肌的侧尾插入眶上皮肤时，可以更浅地接近皱眉肌的外侧尾部

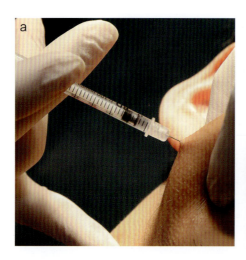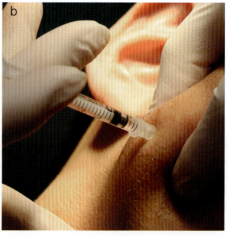

图 12.2　咬肌是一块具有多个隔室的大肌肉。a. 普通的固定短针胰岛素注射器很难到达深层。b. 短针胰岛素注射器只能用于浅表除皱注射

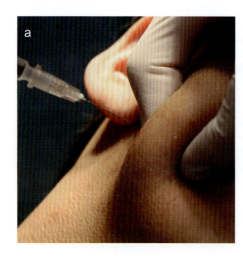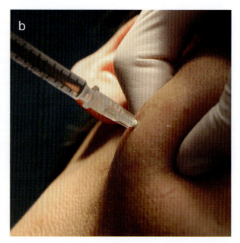

图 12.3　a、b. 为了治疗较大的咬肌，使用 1 mL 原装针头或更换 30G 13 mm 针头进行注射，可以注射咬肌的深层

对常见面部症状的深度了解

面部美容治疗的常见适应证代表了皮肤与肌肉关系的 3 种不同模式，可以作为肉毒毒素注射研究的模型。

鱼尾纹

治疗鱼尾纹的目标肌肉是眼轮匝肌的外侧弓。眼轮匝肌是一层非常薄的肌肉，其肌纤维直接分布在皮肤下方，几乎没有脂肪组织。眶周皮肤是人体最薄的，与面部其他区域相比，上睑的皮肤厚度约为 0.4 mm，包括表皮层和真皮层，还不到鼻尖皮肤厚度的 1/3。在这个区域必须浅层注射肉毒毒素。针垂直刺入皮肤时的角度约为斜面浸没。通常将针尖指向侧面的倾斜插入描述为鱼尾纹注射。然而，严格控制注射深度更加精确，消除了两侧进针方向的变化（图 12.4），斜角应保持开口向上。与眼轮匝肌的整个范围相比，肉毒毒素注射的范围较小。对肉毒毒素的扩散要求是要有局限的。

应尽量减少每点的注射剂量，或者将肉毒毒素的浓度配制得高些，以帮助提高治疗精确度。在外眦边缘深层注射肉毒毒素可能会对颧大肌的功能产生不良副反应。不建议在该区域进行深层注射，因为颧肌层次很深，并且对眼轮匝肌起效需要肉毒毒素从深层注射扩散回来。

眉间纹

皱眉肌是需要阻断的主要肌肉，以减少眉间纹。该肌肉在内侧上角处附着于眼眶边缘，并在眉毛中部附近的外侧端连接至浅表皮肤。该肌肉在眶骨内侧从深层逐渐走行至皮下浅层，跨越多个组织层，并且其深度各不相同。外上斜行的走行方向在判断注射深度方面仅供参考，因为骨附着结构不是很深，并且肌肉又小又短。整个肌肉长 38 ~ 53 mm，横向起点宽 1 cm。肌肉的最内侧插入部分深度约为 5.7 mm，最外侧部分深度约为 6.6 mm。通过表面插入点处产生的皱纹和凹痕，可以视觉评估皱眉肌的作用范围。肌腹是可以触摸到并用手指捏起的。通过直接注射肌肉可以实现肉毒毒素的精准分布。只需注射 1 ~ 2 个点位肉毒毒素即可完全覆盖小肌肉，而不会造成过多的肉毒毒素扩散。当肌肉向上走行靠近外侧时，

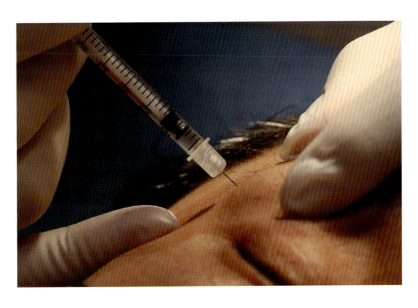

图 12.4　作者更倾向于垂直注射外眦皮肤，以确保两侧鱼尾纹的对称注射

如果想要作用于外侧端，则进针深度应该在内侧部位更深，并且在外侧部位进针深度相对较浅（**图 12.1**）。理想情况下，在对有力的皱眉肌注射高剂量肉毒毒素时，肉毒毒素的浓度应该较高，以避免扩散到附近的眼外肌或提上睑肌腱膜。

与鱼尾纹的注射方式明显不同，眉间纹采用皮内或浅表注射不是优选的，要采用深层肌内注射方式。这里的表面注射需要通过扩散进行，效率和精确度较低。由于肌纤维聚集在一起形成腹部，因此注射剂量较高。每次注射的肉毒毒素剂量应取决于肌肉的体积，但技术相似，因为它们的相对精细度以及附近肌肉的存在需要精确的肉毒毒素分布。

抬头纹

额肌表现为一层薄薄的宽阔肌肉，几乎覆盖整个前额区，与帽状腱膜相连，并与皮肤相互交叉。额肌的整个范围保持在前额颅上方、前额皮肤和脂肪组织下方。与眼轮匝肌相比，它更大、更宽，位置也更深一些。前额皮肤可能比眶周皮肤厚得多。所有这些因素都需要调整肉毒毒素注射剂量和方式，以获得更好的功效和更彻底的覆盖。

然而，传统前额注射的治疗方式与鱼尾纹注射的治疗方式并没有太大区别，无论每次注射的单位剂量还是外眦两侧一起计算的注射点位数量。简单调查互联网和文献中关于前额注射的说明，可以很容易地揭示出对于两种肌肉的注射剂量和重建方案明显相似却相互冲突。如果有限的肉毒毒素注射在前额能够治疗成功，那么它必须通过较大范围的扩散起作用（**图 12.5**）。然而，这种扩散趋势对于外眦注射来说可能是危险和有害的。

通过适当的注射深度进行有效肉毒毒素治疗的挑战

根据作者在教授美容肉毒毒素治疗方面多年的经验，与治疗外眦皱纹或眉间纹相比，医生在治疗抬头纹时似乎遇到更多问题。抬头纹肉毒毒素效果不佳的原因包括一些患者伴有上睑下垂，且眼眶周围组织松弛，额肌过大，这对实现整个区域的均匀和充分覆盖提出了挑战。

许多前额肉毒毒素注射说明仅涉及 4~6 个注射点位。如果有限的注射能够使这块宽阔的肌肉松弛下来，那么肉毒毒素的扩散一定在整个过程中发挥着重要作用。肉毒毒素扩散是在水平和垂直方向上发生的。考虑到前额的分层结构，前额肉毒毒素注射的深度很重要，但在治疗抬头纹时，注射深度并没有

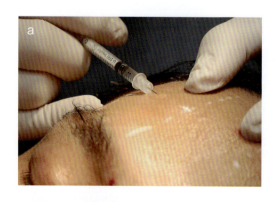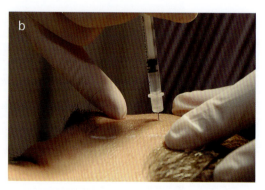

图 12.5 前额注射的定位方法是多种多样的。a. 肉毒毒素的浅表注射必须通过深层扩散使肉毒毒素到达肌肉结构。b. 垂直的上骨膜注射使肉毒毒素更接近肌肉，但肉毒毒素必须扩散回来才能对汗腺产生抑制作用。这一变量在皮肤较厚、脂肪组织较多的患者中更为突出。这是不同的扩散研究得出不同结论的原因之一，即使注射深度保持固定层次不变

受到足够的关注。简单查看互联网上的视频可以很容易地发现，许多前额注射的层次非常表浅，与注射眼眶外侧区域并没有太大区别。当肉毒毒素注射到浅表层时，就像皮内注射一样，肉毒毒素分子必须穿过真皮、脂肪软组织和筋膜到达肌肉才能确保其治疗效果。在错误的层次注射可能会浪费肉毒毒素，降低治疗效果，并导致其他肌肉收缩，特别是当肉毒毒素配比更浓缩或肉毒毒素具有较少扩散倾向时。

通过肉毒毒素扩散治疗额肌

额肌肉毒毒素治疗在有限的注射点位进行大剂量注射时，扩散对于达到临床效果起着重要作用。然而，任何依赖肉毒毒素扩散的治疗都是有风险且不精确的。

通常采用有限的注射点位与每次注射较大的剂量单位相结合，因为有限的抑制效果需要较大范围的扩散充分覆盖肌肉。虽然这种注射肉毒毒素的方式已经被使用了一段时间，并且可以达到覆盖的效果，但肉毒毒素点位和剂量的分配还可以进一步细化，以达到更精确的效果，满足更精细或个性化的需求。需要注意的是，为了避免不必要的眉毛下垂或眼睑下垂，肉毒毒素注射的安全区域被设置得更高。我们知道，大剂量单位注射和稀释肉毒毒素注射的扩散范围相对较大，但同时也会产生重叠区域，从而造成浪费。对于结构复杂的肌肉，扩散会导致不精确的效果。大剂量单位注射通常具有注射中心作为过量区域和较大的扩散直径，且浓度梯度减小。这就是为什么需要使用更多的肉毒毒素，而肌肉抑制的程度却相差不大。

在考虑到广泛肌肉的扩散问题时，我们还必须记住传统注射建议的适用性。有趣的是，相同的肉毒毒素重建公式也适用于额肌宽度和皱眉肌或眼轮匝肌。考虑到肌肉体积的巨大差异，如果前额的注射点位数量和每次注射的剂量相似，那么对于外眦区域来说可能会很危险。如果注射点位数量和注射的剂量适合鱼尾纹，那么前额的覆盖可能会不完整。

作者通常会准备两种不同浓度的肉毒毒素。对于小肌肉（如提上唇肌）或需要限制分布的适应证（如提升嘴角），使用较少盐水配制效果更精准。对于大肌肉（如比目鱼肌）和需要扩散的适应证（如前额），可以使用标准配制浓度的肉毒毒素并合理扩散。肉毒毒素浓度和注射方法可以相应地进行调整，以更好地适应不同的结构和功能要求（参见第 16 章）。

参考文献

[1] Choi YJ, et al. Ultrasonographic analyses of the forehead region for injectable treatments. Ultrasound Med Biol 2019;45(10):2641–2648.

[2] Davidovic K, et al. To click or not to click – The importance of understanding the layers of the forehead when injecting neuromodulators – A clinical, prospective, interventional, split–face study. J Cosmet Dermatol2021;20(5):1385–1392.

[3] Ha RY, et al. Analysis of facial skin thickness: Defining the relative thickness index. Plast Reconstr Surg2005;115(6):1769–1773.

[4] Kaplan JB, et al. Consideration of muscle depth for botulinum toxin injections: A three–dimensional approach. Plast Surg Nurs 2019;39(2):52–58.

[5] Kim YS, et al. Regional thickness of facial skin and superficial fat: Application to the minimally invasive procedures. Clin Anat 2019;32(8):1008–1018.

[6] Lee KW, et al. Validity and reliability of a structured–light 3D scanner and an ultrasound imaging system for measurements of facial skin thickness. Clin Anat 2017;30(7):878–886.

[7] Pellacani G, et al. Variations in facial skin thickness and echogenicity with site and age. Acta Derm Venereol1999;79(5):366–369.

[8] Trévidic P, et al. Anatomy of the lower face and botulinum toxin injections. Plast Reconstr Surg 2015;136(5 Suppl):84S–91S.

第13章 精准注射肉毒毒素

Yates Yen-Yu Chao（赵彦宇）

目 录

大多数上市肉毒毒素药品通常是 A 型肉毒毒素，它们通过神经肌肉接头处的多步骤过程发挥其药效。将肉毒毒素注射到尽可能靠近神经末梢的位置对于促进肉毒毒素肽摄取的精确性和效率、减少肉毒毒素浪费、实现更快的临床反应、避免异常扩散，以及对邻近肌肉的不必要抑制至关重要。

对人类骨骼肌外融合肌纤维中神经与肌肉界面的传统理解是位于中心的运动终板（MEP）窄带（**图 13.1**）。然而，不同肌肉的确切结构和神经支配形式比肌肉中心分布的假设更为复杂。在美容实践中，很少只针对中央部位注射肉毒毒素。额肌的前额肌纤维从发际线延伸至眉毛，与眼轮匝肌交错。

如果额肌的 MEP 全部分布在肌肉中线附近，形成一条带状，那么肉毒毒素的作用强度应根据到达该带的轻链数量而变化。然而，这似乎与我们的经验相冲突，因为我们将剂量分成不同的注射点位，通常在前额距离眉毛上方 1 cm 处注射肉毒毒素，以避免加重眼睑或眉毛下垂的问题。

甚至前额肉毒毒素注射的设计也采用了"V"形分布，以增强眉弓的形状。肌肉结构和 MEP 的分布应该与传统肌肉解剖学不同，并且更加复杂（**图 13.2**）。

已经有解剖学文章根据神经树枝化的观察描述了肌肉神经支配和肉毒毒素注射点位。有人建议在接近神经束的位置注射肉毒毒素以提高治疗效率。然而，美容性肉毒毒素的注射应该以美学目的为驱动，以实现更好的形态呈现，而不是完全麻痹肌肉。我们应该做出判断，以便调整肉毒毒素注射的剂量和空间分配以遵循正确的参数。

肌肉结构与 MEP（运动终板）的分布

肌纤维的物理排列对肌肉的机械功能起着决定性作用。美容性肉毒毒素注射身体肌肉有不同的排列方式：斜方肌中有扇形平行纤维，肱二头肌中有梭形平行纤维，三头肌和腓肠肌中有双羽状纤维和单

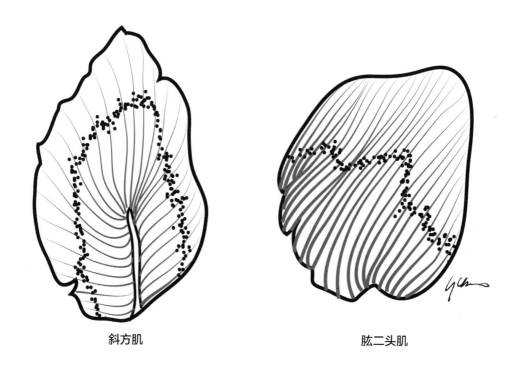

斜方肌   肱二头肌

图 13.1　对运动末梢分布的传统理解（Adapted from Pospisilova and Parizek 1976.）

羽状纤维，比目鱼肌和三角肌中有多羽状纤维。根据早期使用特殊染色剂进行的研究，大多数终板分布在肌纤维的中部，而在羽状肌肉中，终板则聚集成凸形或更复杂的弯曲带。

对面部肌肉的研究采用类似方法，揭示了 MEP 分布的更多变化模式。1/4 的面部肌肉在一根肌纤维上具有多个 MEP。除口轮匝肌外，所有面部肌肉都是扁平的。颧小肌是唯一呈矩形的肌肉，而降下唇肌呈四边形，其他肌肉则呈梯形，从较宽的起点汇聚到狭窄的止点（**图 13.3**）。

与身体肌肉不同，额肌的 MEP 始终位于偏离中心的位置，而不是位于纤维束的中间。当一块肌肉受到同一神经分支的支配时，MEP 会在神经入口点附近聚集成几个运动区。然而，眼轮匝肌和口轮匝肌没有带状运动区，反而是呈弥散性的 MEP 均匀分布在整个肌肉上。与身体肌肉不同，面部肌肉大量的纤维被鉴定为具有多个 MEP。建议在复杂的表情和情绪肌肉偏移时使用多神经元神经支配。随着对哺乳动物和人类肌肉的组织学和电生理学证据的增加，对 MEP 和神经肌肉相互作用的传统理解已经得到修正，表明一根肌纤维可能包含多个终板，并且 MEP 可以偏离中心或均匀分布在整个肌肉中。

注射点位的重要性

在肉毒毒素注射培训中，通常根据肌肉的解剖学分布和皱纹模式来教授注射点位和注射剂量单位。然而，这些点位可能与 MEP 分布的确切点无关。

肉毒毒素通过与神经末梢结合和功能肽的内化发挥作用。肉毒毒素与神经细胞膜的结合涉及一系列蛋白质脂质和蛋白质 – 蛋白质与细胞膜成分的相互作用。神经节苷脂介导肉毒毒素内化，而肉毒毒素高度集中在突触前末梢，突触结构被称为 MEP，即神经末梢与肌肉的交汇处。在大肌肉中，注射肉毒毒素应优选在 MEP 目标附近，以获得更好的疗效。在一项研究中，利用高密度表面肌电图定位趾短伸肌的 MEP 区域，以验证终板靶向注射的临床疗效。结果显示，与直接现场注射相比，在距离 MEP 区域 12 mm 处注射的肉毒毒素剂量须增加一倍。

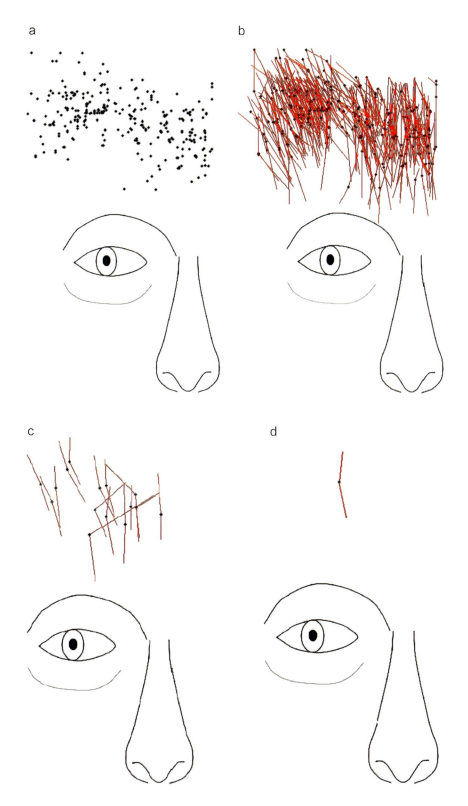

图 13.2 a ~ d. 高密度表面肌电图研究测量了面部肌肉运动终板的分布。MEP 主要位于前额上部，均匀分布在整个区域，可分为内侧簇和外侧簇。上极纤维定向于颅骨和颅外侧方向，下极纤维位于尾侧和尾内侧方向（From Neubert 2016.）

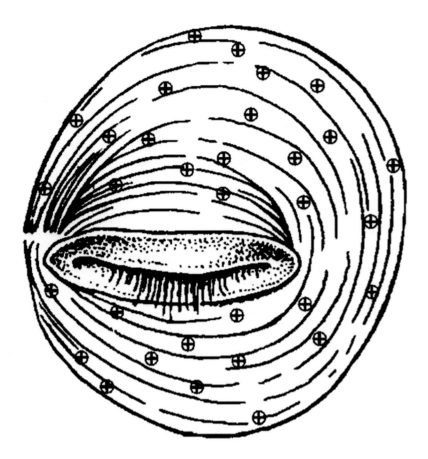

图 13.3　对人类尸体染色 MEP 的研究发现，某些肌肉中没有特定的"运动区"。例如，在眼轮匝肌中，MEP 均匀分布在肌肉上（From Happak et al. 1997, with permission）

用于美容目的的肉毒毒素最好保持尽可能低的剂量，以避免扩散到邻近的肌肉，造成不必要的副反应。

跟随神经还是跟随肌肉治疗？

随着美容性肉毒毒素应用的进步，人们逐渐意识到解剖学知识的重要性。大多数关于肉毒毒素注射的指导都包括目标肌肉及其神经支配的解剖信息。首先是确定目标肌肉的形状和位置，肉毒毒素注射的目标是注射到皮肤表面下的隐形肌肉中。很容易理解，我们希望降低功能的肌肉的分布和形状应该与注射点位有关。然而，MEP 并未均匀分布在整个肌肉中。

神经分支和肌肉内神经支配模式的组织学证据已被用作指导肉毒毒素注射，以实现更好的效果。然而，肉毒毒素通过突触前神经膜起作用，而不是神经主干或分支本身。分支密度遵循齿状板区域（充满运动终板的齿状板区域神经末梢分布更密集），但非常细的末端延伸得更远。

判断肉毒毒素的正确使用对于获得精确和较好的美容效果，以及减少肉毒毒素的浪费和并发症的发生至关重要。掌握皮肤下肌肉的形态信息是医生在正确区域内注射肉毒毒素、减少弥散到邻近肌肉产生不良反应的基础。

但肌肉内肉毒毒素注射的排列以及肉毒毒素剂量在肌肉范围内的分配也应考虑 MEP 的分布。

与广泛注射肉毒毒素治疗肌肉相比，如果 MEP 区域位于肌肉收缩耦联处，最好不要注射 MEP 区域。通过对肌肉进行适度的调节来进行美容治疗，不应该完全麻痹某个特定的部位。肉毒毒素治疗的成功不应该取决于其抑制的效率，而应该取决于是否达到理想的面部外观或是否恢复年轻活力。细心的医生通常会分配注射点位作为设计，选择性地阻滞部分肌肉，以改变面部标志位置及面部或身体轮廓，并减轻一些肌肉过度活动。然而，这种选择性的剂量或皱纹消除并不总是相同的，因为 MEP 分布将肉毒毒素的功能限制在预期的区域和模式中。通常，周围神经干有多个分支。当神经到达肌肉时，它会发出几个肌内分支。每个分支对应一个 MEP 薄片簇。最大收缩通常是从不同的板层簇募集许多运动单位。一块肌肉可以分为几个肌纤维亚组。当肉毒毒素分子有选择地到达该范围内的纤维 MEP 时，意味着肉毒毒素将在距离注射部位不远的位置发挥作用。但靠近 MEP 带或中心附近的剂量肯定会比偏离中心点的剂量有更直接的效果。

常见适应证的注射策略

美容性肉毒毒素治疗应始终小心、谨慎，并以最精湛的技术进行。肉毒毒素治疗方案应该是个体化和有选择性的。

抬头纹

额肌的运动终板主要位于上半部的带状区域。在 1/3 的患者中，这些运动终板聚集成内侧组和外侧组。外侧纤维和矢量向外侧倾斜，而内侧纤维和矢量则更加垂直。当接近内侧组时，运动终板的分布达到较低。注射抬头纹的传统技术覆盖了其中一些热点区域。额肌纤维的部分抑制会提升眉弓并横向拉动眉毛。选择性注射远离前额下部的纤维，可以保持眉毛的位置（参见第 16 章）。这些纤维的 MEP 应该远离热点区域，以防止它们受到高质量注射的影响。

鱼尾纹

运动终板在眼轮匝肌中分布独特。不同区域的肌肉运动单位遵循纤维的方向和分布，产生不同方向的矢量。MEP 在肌肉内的弥散分布，使得注射可以更加精确地改变肌肉活动，减少皱纹程度，以及与额肌相互作用的相反力的大小（**图 13.4**）。

咬肌肥大

咬肌的运动终板区在下部更活跃，距离颧弓 4 ~ 5 cm。咬肌的 MEP 不居中，而是分布在肌肉纤维上。

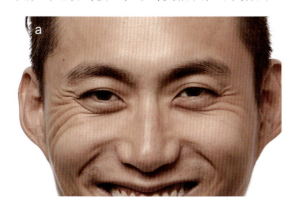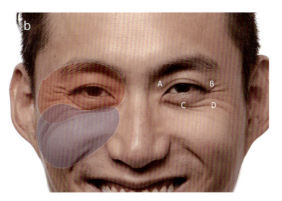

图 13.4　鱼尾纹是外眼眶肌肉收缩的结果。a. 皮肤褶皱进一步横向和向下延伸，与皱纹融合，并促使颧大肌和颧小肌的收缩。MEP 在眼轮匝肌中的弥散分布使得可以精确设计眼睛周围的肉毒毒素注射点位，以获得更理想的效果。b. 然而，应该保守地治疗这些重度皱纹，而不是对每条皱纹都进行治疗。应避免完全僵化固定，以保持与其他高度活动区域的和谐

通常对咬肌注射肉毒毒素的做法受到其选择性抑制和局灶效应的限制，以避免整个咬肌功能丧失（见第 18 章）。

参考文献

[1] Akaaboune M, et al. Rapid and reversible effects of activity on acetylcholine receptor density at the neuromuscular junction in vivo. Science 1999; 286:503–507.

[2] Arribas M, et al. High resolution labeling of cholinergic nerve terminals using a specific fully active biotinylated botulinum neurotoxin type A. J Neurosci Res 1993;36(6):635–645.

[3] Elwischger K, et al. Intramuscular distribution of botulinum toxin – visualized by MRI. J Neurol Sci2014;344(1–2):76–79.

[4] Ezure H. Development of the motor endplates in the masseter muscle in the human fetus. Ann Anat1996;178(1):15–23.

[5] Fawcett PR, et al. Comparison of electrophysiological and histochemical methods for assessing the spatial distribution of muscle fibres of a motor unit within muscle. J Neurol Sci 1985;69(1–2):67–79.

[6] Gans C, et al. Muscle architecture in relation to function. J Biomech 1991;24(Suppl 1):53–65.

[7] Happak W, et al. Human facial muscles: Dimensions, motor endplate distribution, and presence of muscle fibers with multiple motor endplates. Anat Rec 1997;249(2):276–840.

[8] Iwasaki S, et al. Noninvasive estimation of the location of the end plate in the human masseter muscle using surface electromyograms with an electrode array. J Osaka Dent Univ 1990;24(2):135–140.

[9] Lapatki BG, et al. Topographical characteristics of motor units of the lower facial musculature revealed by means of high–density surface EMG. J Neurophysiol 2006;95:342–354.

[10] McGill KC. Surface electromyogram signal modelling. Med Biol Eng Comput 2004;42(4):446–454.

[11] Neubert, J. Topographical characterization of the upper facial musculature revealed by means of high–density surface electromyography. Open Access Repositorium der Universität Ulm und Technischen Hochschule Ulm. Dissertation, 2016; doi:10.18725/OPARU–4075.

[12] Pospisilova B, Parizek J. Comparative study of distribution of motor–end–plates in the muscles of the hind limb of some laboratory animals and the lower limb of man. Suppl. Sbor. ved. praci Hradec Kralove 1976; 19:411–422.

[13] Rogozhin AA, et al. Recovery of mouse neuromuscular junctions from single and repeated injections of botulinum neurotoxin A. JPhysiol 2008;586(13):3163–3182.

[14] Yin X, et al. Spatial distribution of motor endplates and its adaptive change in skeletal muscle. Theranostics2019;9(3):734–746.

第 14 章 "个体化美容性肉毒毒素注射"还是"自由风格注射"?

Yates Yen-Yu Chao（赵彦宇）

目 录

随着肉毒毒素在美容整形领域中的应用与发展，肉毒毒素注射的技术和原理变得越来越多样化。即使有很多分类系统可以区分皱纹模式和肌肉动态性，也不能完全覆盖所有皱纹的细微变化和背景解剖因素。随着人们对肌肉活动和肉毒毒素功能潜在机制的了解越来越多，传统的肉毒毒素注射方案变得相对简单和不完整，只涵盖了多源性问题。然而，随着越来越多的注射技巧的出现，新想法也应该仔细考虑其科学原因、长期安全性和可重复性。

经典综述

抬头纹

在 2017 年，Ona BTX-A 获得美国 FDA 批准用于治疗抬头纹。在前额区，批准的剂量为 20 U Ona BTX-A，注射点位之间的间距为 1.5 ~ 2.5 cm，皮下或肌肉注射。对于男性，肉毒毒素的注射总剂量可增加至 32 U，并且个别部位可增加至 5 ~ 8 U Ona BTX-A。

由于注射部位有限，部分肉毒毒素通过扩散来发挥其临床作用。然而，肉毒毒素的充分扩散需要配制的浓度较低，这在全面覆盖肌肉和凹陷处方面不太精确。在大多数患者中，较少的注射点位结合高剂量和更多稀释的肉毒毒素可以获得可接受的效果，但这实际上是对肉毒毒素的浪费，因为注射点位附近过度重叠以及两个或更多扩散区域的重叠，并且这种方法并不足够精确，无法进行微调和区域考虑。稀释后的大剂量肉毒毒素注射可能会导致肌肉过度抑制，影响眉毛位置和动态（**图 14.1**）。

眉间纹

作为首个获得美国 FDA 批准应用于美容领域治疗的肉毒毒素，眉间纹是最常见的治疗部位。传统的眉间纹注射使用 5 ~ 7 个注射点位，总共注射 20 ~ 30 U 的 Ona BTX–A。男性的治疗剂量最高可达 80 U。根据官方建议的治疗方案，考虑到皱眉肌的体积较小，每个注射点位可接受的肉毒毒素剂量相对较高。这两个因素极大地增加了肉毒毒素扩散到邻近肌肉的风险。就像传统的前额注射可以改善抬头纹，但药物弥散影响眉形一样。将大剂量的肉毒毒素注射到眉间复合体可能会影响正常表情和非语言交流。将单侧肌肉张力放松会导致其他的无对抗肌肉向外拉伸，并增加两眉间距离。

鱼尾纹

2013 年，肉毒毒素注射鱼尾纹治疗获得美国 FDA 批准，推荐配制溶液为 2.5 mL。FDA 批准了两种注射方式，其中一种是中心注射点位位于外眦和骨性眶缘外侧 1.5 ~ 2.0 cm 处，而另一种是注射点位位于中心点上方和下方 1.5 ~ 2.0 cm，成 30°角。外眦每点注射 4 U 的 Ona BTX–A。下部注射点位必须保持高于颧弓上缘，并位于穿过外眦垂直线的侧面。对于鱼尾纹分布较低的人，可以将上述点位移动到中心点和下点之间。

考虑到眼轮匝肌的结构非常薄，2.5 mL 和 4 U 的配制策略似乎是较高的剂量。广泛分布的眼轮匝肌运动终板（MEP）模式实际上使医生能够更加灵活和熟练地触及外眦区域。当肉毒毒素配制较少、注射剂量较小且注射层次较浅时，可以减轻对颧大肌的影响（**图 14.2**）。

自由注射

美容性肉毒毒素治疗从经典的限制点位大剂量注射，发展到使用多点位少量注射、注射位置更加灵活的各种新手法，有时会超出实际需求，接近随机注射。通常会对最初的限制方案进行修改，以减少不必要的肌肉完全阻滞。大多数现代美容性肉毒毒素注射使用较少的药量来达到较好的效果。关于在常见适应证中以自由注射方式应用肉毒毒素的理论越来越多。注射点位和剂量通常没有明确规定，可以根据个体化差异进行美容性肉毒毒素治疗的调整。

根据个人意愿或专业精神，有些医生可能会根据不同患者的具体情况和临床经验进行个性化设计有

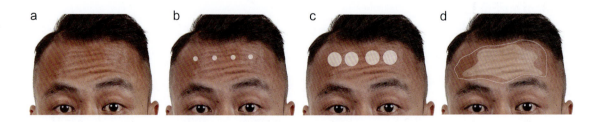

图 14.1 a. 动态纹的形式各异，需要进行个性化治疗。b. 一些前额肉毒毒素注射的方法仅通过有限的注射点位来治疗额肌。c. 为了覆盖整个皱纹区域，肉毒毒素必须从注射的中心点充分扩散；这可以通过大剂量注射或稀释重组来实现。如果肉毒毒素呈扩散趋势，则临床效果被认为较差。d. 个体化肉毒毒素治疗应根据肌肉运动模式和幅度进行调整

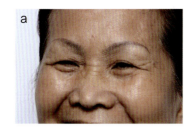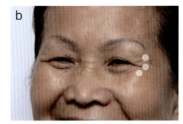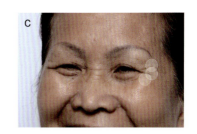

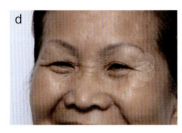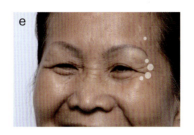

图 14.2　a. 鱼尾纹是常见的美容性肉毒毒素适应证之一。b. 为了精细控制外侧眼轮匝肌的活动，肉毒毒素注射点位应根据个体情况而定。c. 一些肉毒毒素注射方案使用的剂量和肉毒毒素浓度与前额相似。d. 对前额有效的方法对于治疗鱼尾纹来说，可能造成扩散范围太广。e. 定制化治疗应根据区域要求调节剂量，并对邻近结构进行触摸，以防止任何代偿性变形

针对性地进行治疗。然而，注射肉毒毒素前应当做好计划和统筹，而不是随意进行注射。每个点位的较低注射剂量应该是可量化和可记录的，而不是根据医生的即兴意愿决定。当难以准确测量或记录注射部位和每次注射的肉毒毒素剂量时，就无法在另一侧重复治疗以达到区域对称的效果。有时，注射模式类似于微量肉毒毒素的注射，但注射时间间隔更长，注射剂量稍大，并且注射位置较深。

通常，整个过程中注射的总剂量低于传统方案，据称临床结果更加自然。这可能是因为某个区域肌肉的平均剂量较低，肌肉并未得到完全或深度抑制。然而，尽管这些做法看起来轻松而熟练，但随机注射仍然存在一些无法避免的问题：

1. 标准化问题

由于自由注射治疗中的一切都太随机且剂量波动较大，因此很难记录注射点位和剂量。当这些患者在临床效果消失后继续接受治疗时，很难使下一次治疗与上一次保持相同。换句话说，这些治疗方式在科学上是无法重复的。

2. 不充分和不完整

由于这些自由注射肉毒毒素的过程通常会很快，除了偶尔的和初始的出血点外，很难看到其他的组织变化。如果没有预先的治疗计划，很容易在区域上出现注射重叠现象，或者对皱纹区域的覆盖不完整或不均匀。浅表刺破和随机注射会通过这些穿刺口更多地泄漏肉毒毒素。肉毒毒素注射剂量不足可能会导致效果维持时间较短，而治疗不彻底通常会导致残余的肌肉收缩。

这些患者应在治疗后 1 周或 2 周进行检查，因为通常需要进行第 2 次或更多次的补充治疗。

3. 表面效果

最小剂量的肉毒毒素不容易进行肌肉注射。这些浅表注射的临床效果通常是通过浅表剂量扩散而产生的。因此，临床效果通常被认为更自然。

4. 不对称和不平衡

人们通常认为，自由注射可以更好地适应双侧差异和区域肌肉活动。经常在对应的双侧点位注射不

同剂量的肉毒毒素。然而，与一侧相比，对侧结构大多数都是相似的，偶尔也有明显的差异，尽管不可能完全相同。最好不要对面部双侧结构中的这些细微不对称进行完全对称的治疗（参见第 8 章）。在没有仔细计划调整双侧微小差异的情况下，通过自由注射给予不同剂量是非常危险的，因为它的目的是填补微小的缺陷，但无法达到双侧整体平衡。更加复杂的是，这种随机且复杂的不平衡难以记录和追踪。再次强调，在治疗后 1 周或 2 周根据临床检查进行的随意补充治疗可以矫正治疗效果。然而，即使第 2 次补充治疗成功并实现对称性，下一次也不一定可以复制这个结果。

5. 免疫学问题

通常，自由式肉毒毒素治疗需要更多的补充治疗来矫正轻微的不对称、不足、不完整和局部操作错误。频繁的补充治疗和肉毒毒素注射会增加肉毒毒素的耐药性。

个体化肉毒毒素治疗

美容肉毒毒素治疗应个体化，但必须在科学的基础上进行个体化。大量临床研究和科学数据的记录证据和经验表明，每个新颖的想法都应该基于传统方案并从中发展而来。注射点位和剂量策略应根据个体情况进行定制，考虑解剖学特征的微小差异、肌肉体积、可能的不对称性、习惯性动态和与标准方案不同的协同作用。

解剖学和神经生物学的最新进展帮助我们进一步修改注射模式，超越了最初的教条限制。

如果传统的注射点位和剂量单位的教导能以其他方式进行修改和改进，那么它应该是为了实现治疗的初衷：改善状态和形态，以达到更理想的审美呈现。然而，正常神经支配的肌肉活动、皮肤器官功能或抑制本身与美学没有直接关系。治疗带来的美学改善来自智慧的设计和对原有肌肉活动的有选择性的调节，改变呈现的方式和形状，使其外观更加令人愉悦。优雅和美丽从来不是通过打开或关闭表情肌器官来实现的。任何新颖的方法都必须能够在两侧脸颊之间精确控制，并且可重复以保持良好的效果。

参考文献

[1] Ahn BK, et al. Consensus recommendations on the aesthetic usage of botulinum toxin type A in Asians. Dermatol Surg 2013;39(12):1843–1860.

[2] Bertossi D, et al. Italian consensus report on the aesthetic use of onabotulinum toxin A. J Cosmet Dermatol2018;17(5):719–730.

[3] Carruthers J, et al. Consensus recommendations for combined aesthetic interventions in the face using botulinum toxin, fillers,and energy–based devices. Dermatol Surg 2016;42(5):586–597.

[4] Lorenc ZP, et al. Consensus panel's assessment and recommendations on the use of 3 botulinum toxin type A products in facial aesthetics. Aesthet Surg J 2013;33(1 Suppl):35S–40S.

[5] Sundaram H, et al. Global aesthetics consensus: Botulinum toxin type A – evidence–based review, emerging concepts, and consensus recommendations for aesthetic use, including updates on complications. Plast Reconstr Surg 2016;137(3):518e–529e.

第15章　眉部肉毒毒素治疗

Yates Yen-Yu Chao（赵彦宇）

目　录

美容性肉毒毒素治疗始于偶然发现，即在治疗斜视时发现可以改善眉间纹。在治疗上面部皱纹时，还发现眉毛的形状和位置发生了改变。眉形塑造通常被列为美容性肉毒毒素治疗的众多适应证之一。除了改变眉形外，肉毒毒素还被用于提升眼部周围的皮肤。本章讨论注射肉毒毒素提眉的知识以及注射肉毒毒素治疗眉部的利弊。

眉部解剖

眉部是一个具有毛发的区域，覆盖眶上缘的连续脂肪室（眼轮匝肌后脂肪）。从结构和面部动态来看，眉部和上睑是相互依存的复杂区域和单元。该区域内有几块肌肉作为协同或相对结构一起工作，通过皮肤连接向不同方向拉动这块组织。在这个位置有固定的韧带连接皮肤和眶骨，但并不完全局限于毛发结构的位置。

额肌起源于颅骨腱膜，插入眼轮匝肌复合体（**图 15.1**），受面神经颞支支配。根据与上外侧方向稍微对齐的肌原纤维的方向，提供提升的矢量。眼轮匝肌有多个起源，包括上颌骨的额突、泪嵴和插入外侧睑韧带的内侧睑韧带。眼轮匝肌受面神经颞支和颧支支配。肌肉的最内侧和外侧纤维以垂直方向排列，将眉毛结构向下拉，其中一些切向矢量分量指向外侧和内侧（**图 15.2**）。降眉肌可以被视为眼轮匝肌的一部分，起源于上颌骨的额突，插入眉部皮肤的内侧 1/3 处和眼轮匝肌。它有助于将内侧眉毛向内向下拉。皱眉肌提供大部分皱眉力，其起源于额骨的眉弓，并在眉毛内侧插入皮肤和眼轮匝肌复合体。降眉肌受面神经颞支支配，通过内侧眉毛附着点沿下内侧方向接近眉毛。它起源于鼻骨和鼻肌横部，插入眉间皮肤和额肌。降眉肌的作用是向下压低眉间皮肤，降眉肌受面神经颧支的支配。肉毒毒素提眉术通过抵抗额肌的升降动作，调节眉毛的位置。一些研究发现，当外侧眼轮匝肌减弱后，眉毛可以抬高 4 mm。虽然内侧压肌不仅向下方提供拉力，还向内侧提供拉力，但阻断内侧压肌会破坏协调性，并增强向上和横向的矢量。这就是为什么当肉毒毒素被注射到额肌或眉间复合体时，可能会出现"Spock"畸形的原

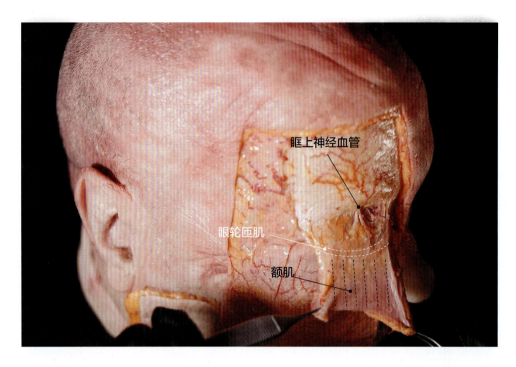

图 15.1 去除皮肤和皮下脂肪后，对眉间和前额区域进行尸体解剖。额肌和眼轮匝肌偏转以显露从眶上孔 / 切迹深处出现的眶上神经血管束。肉毒毒素通过眶上孔 / 切迹扩散可能会因提睑肌麻痹而导致眼睑下垂（Courtesy of Sebastian Cotofana, MD, PhD.）

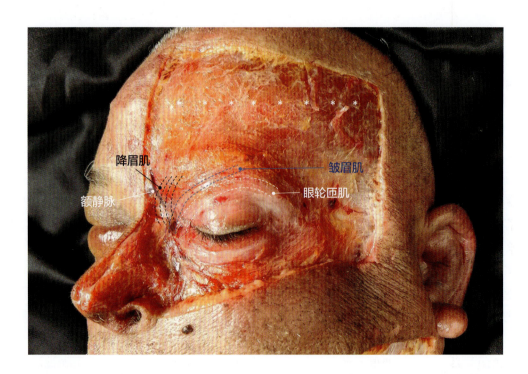

图 15.2 左上面部的尸体解剖。肌肉彼此之间高度互连。眉毛和额肌与骨骼没有直接连接，因此具有较高的活动性。请注意额肌（*）横向延伸的距离。在某些人中，它延伸到发际线的侧面（Courtesy of Sebastian Cotofana, MD, PhD.）

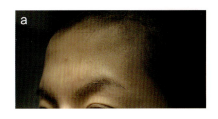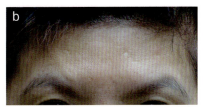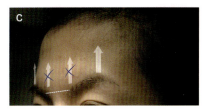

图 15.3 　a. 亚洲患者对于侧面浓密眉毛的高度隆起或者角形眉弓的特征欣赏度较低。b. 抑制内侧额肌的同时保留外侧收缩会扭曲眉毛和上睑的形状。c. 这些轻度的"Spock"形眉毛对于亚洲患者来说并不理想，这是由于前额上的提升力不平衡导致的

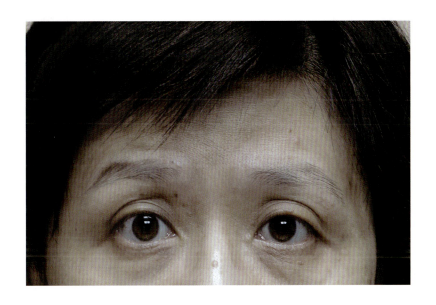

图 15.4 　该女性额肌习惯性过度紧张，导致上睑相对凹陷、眉毛倒置、前额有皱纹和多个牵拉性凹痕

因。不完全的治疗可能会导致眉毛在没有抵抗的情况下向上和横向拉动（图 15.3）。

　　眉毛的位置在肉毒毒素治疗前反映了提眉肌和降眉肌的相对强度，以及组织冗余和松弛程度。肉毒毒素治疗常常会造成一种无法对抗的不平衡性，导致眉毛抬高或下拉。也有一些患者习惯性地出现肌肉不平衡的情况，需要注射肉毒毒素来进行调节（图 15.4）。不同的肌肉以眉毛的结构为轴，提升眉毛也会提升眼睑。对于眉毛和眼睑下垂的患者，眉毛肉毒毒素提升术可以改善下垂的外观，并打开眼睑。

　　当软组织松弛和下垂时，真正的问题是组织冗余和组织松弛，这会导致疲倦和衰老的外观（图 15.5）。通过光电能量设备的无创治疗，可以重塑组织并提高组织质量（图 15.6）。通过手术修剪组织，可以解决冗余问题而不改变组织质量。然而，在肉毒毒素治疗的情况下，通过促进肌肉收缩，即眉毛抬高，会导致眼睑被拉动。在此过程中，组织冗余和组织质量的问题并没有得到改善。相反，眉毛和额肌之间原本平衡的关系在治疗后变得不平衡。在轻微冗余和下垂的情况下，微妙变化可能被认为是一种改进。然而，在严重冗余的情况下，多余的组织很难通过这些肌肉抬高来充分隐藏。多余和组织松弛是一个普遍存在的问题，不仅仅局限于眉毛或眼睑。前额冗余通常以高张力额肌下的折叠皱纹的形式被暴露出来。不合理的眉毛位置、前额尺寸异常缩短或眼睑扭曲和凹陷，都会使矫正过程变得复杂，而矫正过程不受病理学的指导。

　　对于高渗背景收缩或眉毛对立肌肉不平衡的患者，应考虑进行神经调节。对上面部相关表情肌注射

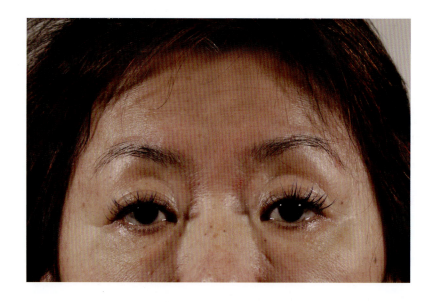

图 15.5　许多眼睑软组织松弛和冗余的患者会出现代偿性额肌张力升高。这些患者的临床表现包括移位的额上毛发在眶缘上方、前额线静止、上睑尺寸增大和凹陷、眼睑曲线下垂，以及偶尔扭曲的眉毛形状或方向

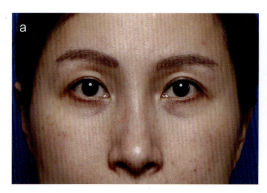 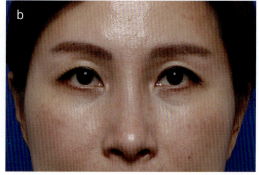

图 15.6　额肌张力过高通常是一种潜意识反应。经过提升眉毛治疗后，眼孔、眉毛位置和眼睑轮廓看起来更加放松。a. 治疗前。b. 治疗后

肉毒毒素进行提拉时，应保持上面部的正常动态和合理的眉毛位置、骨骼，以及皮肤下软组织的丰满度。眉毛是一种由周围肌肉拉动的可移动结构，是表达和交流的一部分。可以注射肉毒毒素来调节肌肉，采用向上的矢量作为提眉的治疗方法。部分调节有利于向上或向下收缩，可以将眉毛变成不同的形状。

肉毒毒素眉部整形

　　眉毛的形状受到眉毛的分布形态、数量、疏密和流动等因素的综合影响。眉毛的形状通常与局部组织形态、眉毛的凸出和形状有关。

　　"Spock"式畸形可能会被认为是由于肉毒毒素注射剂量不平衡导致的不良反应。它还可以激发出创造眉毛的弯曲度的新想法。然而，如果将眉毛作为肉毒毒素治疗的目标，打破眉毛上方和下方对立肌肉之间的平衡，那么扭曲的眉毛将增加不平衡的程度，将使注射操作变得更加不稳定和可重复性更差。

　　眼轮匝肌保持韧带有助于维持眉毛的位置，并在一定程度上限制了眉毛的活动性。将眉毛以无对抗

的高度向上拉，可以抵抗重力并减少其习惯性的附着。转动眉毛的想法会拉开表面皮肤与下面韧带的排列。眉部可用肌肉（提供向上、向下和稍微向内侧的矢量）的多样性不足，无法提供不同的形状选择。眉部整形通常是在一小部分肌肉上注射最小剂量的肉毒毒素，目的是最小限度地改变对立肌肉之间的相互作用，并将眉毛从原始位置最小限度地移位。与提升眉毛的肉毒毒素注射剂量相比，这些细微的调整是基于在特定肌肉活动点以精确和最小的剂量进行注射。眉毛的局部状况因患者而异，肉毒毒素改变眉毛形状的结果更难以预测，也更难以重现。特定的复杂模式肉毒毒素引起的不平衡会随着时间而变化，并且不容易维持。最小剂量的肉毒毒素通常只作用于少部分肌肉，并且效果持续时间不长。

与眉部肉毒毒素治疗相关的并发症

已经注意到与调整眉毛形状和位置的肉毒毒素治疗相关的局限性和担忧，与其相关的次优结果并不罕见。最常见并发症为：

• 持续惊讶的眼神。

眉毛和眼睑抬高到中立位置以上，以补偿因升降功能不平衡而导致的下垂问题或眼睑视野障碍。这种眼睛和眉毛形状呈现出惊讶的外观，且持续时间较长。这会给患者带来不适，并干扰面部交流。

• "Spock"式畸形。

这种情况通常表现为不平衡的部分眉毛抬高。不完整的前额治疗或单独的皱眉治疗都可能导致这种结果。这种奇怪的外观会让患者感到尴尬。它通常以相对较温和的形式呈现，但它会被人注意到患者曾经注射过肉毒毒素。

• 前额皱纹加重。

受阻碍的前额肌肉活动会抬高眉毛，同时也会使前额皮肤出现更多皱纹。应谨慎对这些肌肉注射肉毒毒素。当用最小剂量的肉毒毒素停止起作用的肌肉活动时，预期的提升或形状可能会很快消失。

• 自相矛盾的提升。

眉毛抬高的不平衡情况可能与"Spock"式畸形相反。这种眉毛的外观类似于一个悲伤的表情符号。这通常发生在过度矫正额侧活动之后，并伴有突出的中央前额线。

• 眉毛动态异常。

治疗中目标肌肉的眉毛位置和形状都是表情肌，它们能够协调一致地表达表情。肉毒毒素对这些肌肉的干预会使它们的静息状态变得偏离正常状态。涉及这些肌肉的表达肯定会在幅度和模式上受到影响。这可能会干扰正常的面部社交互动。

• 眉毛不对称。

肉毒毒素肌肉抑制和补偿可能不相等，并导致双侧差异。

眉部肉毒毒素治疗的适应证

无论是否出于美容治疗的目的，最好将偏离正常状态的情况恢复到正常。应尽可能避免进一步偏离正常状态或打破平衡状态，即使它们看起来无害甚至有效。眉部肉毒毒素治疗的适应证为：

• 眉部肌肉张力过高。

高张力的眉部肌肉并不罕见。多年皱眉的患者通常也有深深的静态眉间纹。有些患者会持续扬起眉毛作为一种习惯性动作。严重的抬头纹通常是额叶过度收缩的结果。在眼睑下垂的患者以及那些戴眼镜且眼镜位置经常移动的患者中可以观察到代偿性肌肉张力过高。张力过高可以表现为前额中央或侧面的局部活动，也可以表现为普遍状态。

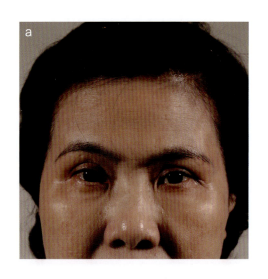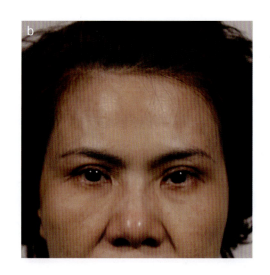

图 15.7　a. 该患者之前曾因上睑下垂而接受过手术，双侧留下过深的皱纹。b. 上睑不对称，前额有细皱纹。通过在眼睛周围和前额注射肉毒毒素来调整眉毛位置、皱纹和上睑厚度

• 眉部肌肉过度活跃。

眉部肌肉过度活跃通常是上面部肉毒毒素治疗的目标。应适量注射肉毒毒素。在一些患者中，除了对上面部线条进行标准治疗之外，还可能需要额外剂量的局部过度活跃治疗。

• 眉部肌肉活动不平衡或不对称。

双侧静态高渗不对称或动态多动不对称都需要用肉毒毒素来治疗，以达到更加对称和平衡的状态（**图 15.7**）。

• 病理性神经肌肉疾病。

损伤或疾病相关的异常情况可以考虑进行肉毒毒素治疗。然而，医生和患者应该意识到肉毒毒素是通过抑制发挥作用的。

异常的神经肌肉活动可以通过抑制来调整，使其在静息状态或功能状态下看起来更加对称或自然，但在这两种状态下都取得良好的效果并不容易。

眉部肉毒毒素治疗技巧

• 首次尝试注射剂量较少。

肉毒毒素起作用需要时间。肉毒毒素通常具有指数效应，并且在首次尝试时很难预测这些效果，尤其是对于焦点调整，医生应减少首次注射剂量。

• 修饰微调。

在形成可靠的治疗方案之前，接受过首次治疗的患者需要安排返回进行检查。通常需要多次修饰微调才能获得最佳效果。应详细记录注射剂量和注射点位。

• 严格遵循成功经验，详细记录。

根据以前的经验，第 2 次治疗应该容易得多。第 2 次治疗应遵循第 1 次的治疗经验，使用同样型号的注射针将肉毒毒素注射在正确的位置。成功复制第 1 次的治疗结果需要带有照片和详细的书面记录。

• 当出现变化时应修改治疗方案。

当症状和严重程度随着年龄或其他治疗后发生变化时，应修改治疗方案。

•保守、务实治疗。

肉毒毒素治疗有其局限性，严峻复杂的问题需要采取多种方式加以解决。医生不应无休止地追求单独注射肉毒毒素的效果。

参考文献

[1] Chen AH, et al. Altering brow contour with botulinum toxin. Facial Plast Surg Clin North Am2003;11(4):457–464.

[2] Cohen S, et al. Forehead lift using botulinum toxin. Aesthet Surg J 2018;38(3):312–320.

[3] El–Khoury JS, et al. The impact of botulinum toxin on brow height and morphology: A randomized controlled trial. Plast Reconstr Surg 2018;141(1):75–78.

[4] Foster JA, et al. Modifying brow position with botulinum toxin. Int Ophthalmol Clin 2005;45(3):123–131.

[5] Hexsel D, et al. Long–term cumulative effects of repeated botulinum toxin type A injections on brow position. Dermatol Surg 2020;46(9):1252–1254.

[6] Redaelli A, et al. How to avoid brow ptosis after forehead treatment with botulinum toxin. J Cosmet Laser Ther 2003;5(3–4):220–222.

[7] Schlager S, et al. A 3d morphometrical evaluation of brow position after standardized botulinum toxin A treatment of the foreheadand glabella. Aesthet Surg J 2019;39(5):553–564.

[8] Sedgh J, et al. The aesthetics of the upper face and brow: Male and female differences. Facial Plast Surg2018;34(2):114–118.

[9] Sneath J, et al. Injecting botulinum toxin at different depths is not effective for the correction of eyebrow asymmetry. Dermatol Surg 2015;41(Suppl 1):S82–S87.

[10] Steinsapir KD, et al. Cosmetic microdroplet botulinum toxin A forehead lift: A new treatment paradigm. Ophthalmic Plast Reconstr Surg 2015;31(4):263–268.

[11] Uygur S, et al. The quantitative effect of botulinum toxin A over brow height. J Craniofac Surg2013;24(4):1285–1287.

[12] Yoon NS, et al. Exploring brow position changes with age in Koreans. Korean J Ophthalmol 2019;33(1):91–94.

第16章　完善前额肉毒毒素治疗

Yates Yen-Yu Chao（赵彦宇）

目　录

前额肉毒毒素治疗是技术密集型的，因为前额具有独特的解剖结构，眉毛和眼睑的复杂关系限制了该肌肉的过度松弛。对于因衰老而下垂和皮肤弹性下降松弛明显的患者来说，这种担忧更胜，他们也是最需要前额肉毒毒素治疗的患者群体。在治疗前应进行综合评估沟通，告知患者治疗后的利弊，以防压眉毛等不良反应。

前额解剖

额横纹是额肌收缩的结果，额肌起源于颅骨腱膜，插入眼轮匝肌复合体。额肌的运动抬高眶上皮肤和眉毛。与传统理解的前额相反，在额肌下方有一层薄薄的深层中央脂肪室，其边界由额骨膜、额肌后表面筋膜、眶上神经血管结构，以及下方的额中隔（**图 16.1**）组成。神经血管束的外侧是深外侧额叶脂肪室，其外侧边缘由颞韧带组成。除额中隔外，还有一个与眼轮匝肌后脂肪室接壤的隔结构，位于中隔下方，称为额下隔。额肌的表面是浅层脂肪室，下方以眼轮匝肌和降眉肌为界，外侧以颞韧带和眶上神经血管结构为界。浅层脂肪室可分为两个侧面和一个中央，位于额浅筋膜上方，紧邻皮肤正下方。

外侧和中央是颞韧带和眶上神经血管结构。浅表腔室可分为两个外侧和一个中央，在额浅表筋膜上方和紧靠皮肤下方分层。

前额肉毒毒素治疗的独特性

对于前额肉毒毒素治疗，要讨论关于肉毒毒素的扩散、浓度和注射点位，因为前额肌肉的结构较为

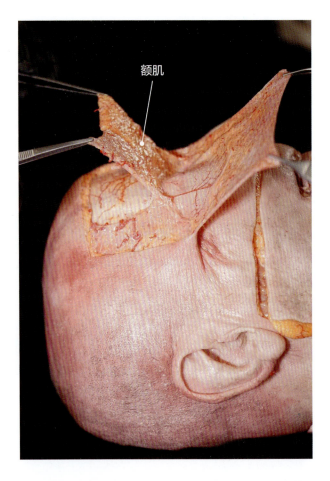

图 16.1　前额区域的尸体解剖。额肌无骨粘连。它位于从帽状腱膜、额上筋膜和额下筋膜延伸的筋膜包膜内 (Courtesy of Sebastian Cotofana, MD, PhD.)

广泛，通常需要较低的注射剂量来实现整个肌肉的松弛，并且该区域靠近眼睛，不应该受到影响。简而言之，应该均匀地注射这个区域，并且应尽可能高效、完全和精确地覆盖前额肌肉。

前额肉毒毒素治疗的可变因素

在开始前额肉毒毒素治疗之前，医生必须了解个人前额的情况，以确保更好地判断和设计肉毒毒素的注射点位和用量单位。

1. 肌肉形态

额肌可以有不同的结构形态，其中中下部可能有或没有肌纤维纵横交错重叠，而中上部可能有或没有分布。有些患者的眉尾皮肤在外侧增厚点处交叉紧密，并且在抬起眉毛时可以观察到明显的凹陷。肌纤维的排列会产生垂直或横向的拉力矢量，当肌肉收缩时，可以通过目视观察和触诊来评估。虽然一些前额线横向延伸出颞皱襞，但额肌纤维通常分布在这个范围内。肉毒毒素注射可以被限定在这个范围内，以适应肌肉分布和前额皱纹的呈现（图 16.2）。

2. 肌肉力量

肌肉的力量与适合于肌肉调节的肉毒毒素剂量相关。肌肉力量可能因性别和种族背景而异。个体差异可以通过触诊和反作用测试来评估。

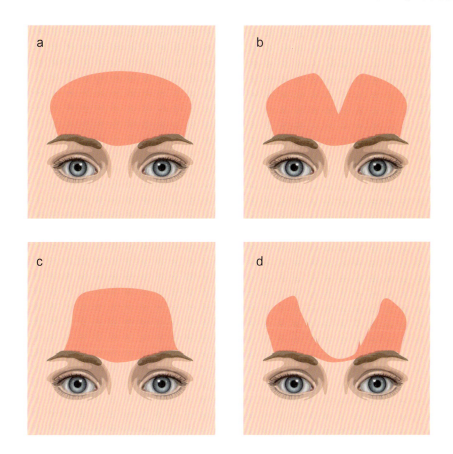

图 16.2　根据解剖学发现，额肌的形状被分类为：完整覆盖整个前额（a）；V 形，具有两条分开的带和中央腱膜组织（b）；具有外侧腱膜组织的中央带（c）；具有大面积中央腱膜的侧面形式（d）

3. 眶周状况

正常的眉毛活动是面部表情的一部分。某些面部表情涉及额肌的收缩。眶周区域的衰老症状，如皮肤下垂和组织松弛，或多或少可以通过额肌的高张力来补偿。然而，如果肉毒毒素作用于额肌，这些有意识、潜意识或背景下的肌肉活动就会被抑制。有眼睑问题的患者主诉上睑沉重感或恶化以及眉毛下垂。当肉毒毒素注射到前额区域或使用较高剂量时，可能会导致眉毛下垂或眼睑组织松弛。眉毛的形态和位置通常是上提肌和下压肌之间的平衡结果。前额区域的肉毒毒素治疗可能会打破这种平衡并导致一些负面变化。

4. 皮肤厚度

前额区域的皮肤厚度（包括真皮和皮下脂肪组织）在不同人群中差异很明显。老年人、女性和白种人通常皮肤较薄。

目前，在浅表层注射肉毒毒素时，尤其是对于皮肤较厚的患者，必须确保肉毒毒素能够扩散到整个皮肤，以便作用于下方的肌肉。然而，这样做会延迟肉毒毒素作用，降低临床疗效，并消耗更多的肉毒毒素。

5. 注射填充剂

随着越来越多的注射填充剂与肉毒毒素联合应用，对于已经接受填充剂治疗或即将补充填充剂的患者，应强调填充剂对肉毒毒素治疗的影响。

如果前额填充剂注射到额肌浅层，治疗后的皮肤厚度可能会有所不同。以浅表方式注射的肉毒毒素必须经过更长的时间才能到达肌肉。肉毒毒素在真皮或皮下组织中沉积而形成肉毒毒素风团。所以注射肉毒毒素的医生必须根据新的厚度来调整进针的深度。肉毒毒素的扩散可能会随着填充剂的参与而改变。亲水性凝胶能够很好地重新分布并精确注射，而由生物刺激产生的复杂材料和纤维化组织可能会起到屏障的作用。多次针刺穿填充层至肌肉，会使皮肤形成多个创口。填充剂和肉毒毒素的混合使用意味着医生必须保持警惕，以确保所有的注射液都符合无菌标准。肉毒毒素也会影响填充剂的效果。肉毒毒素可以松弛额肌并减少肌肉活动，从而干扰填充剂在初始阶段的均匀分布。填充剂可以使前额轮廓膨胀或使前额组织变厚、变软，从而改善前额皱纹，并与肉毒毒素的作用相互协调。

出汗测试的研究

通过模拟抑制出汗，研究了肉毒毒素对肌肉的影响。然而，结论可能会产生误导。肉毒毒素主要用于神经肌肉抑制，仅少量用于控制同一神经递质的出汗。当肉毒毒素注射到前额时，我们的目的是抑制肌肉功能，而不是抑制汗腺分泌。额肌和前额小汗腺分布在不同层次。当前额注射行为不同时，在报道的研究中这些操作背后的情景可能是（**图16.3**）：

（1）注射到肌肉内，以期产生肌肉效应。

（2）注射到皮下，以期产生肌肉效应。

（3）注射到皮下，以期产生皮肤效应。

（4）注射到肌肉内，以期产生皮肤效应。

对于具有多层组织的分层结构，上述所有情况都可能发生。一些汗腺研究的报道未明确注射的深度。即使用钝针针头进行注射以控制注射深度，并以毫米为单位控制针刺入的深度，而不是在某个特

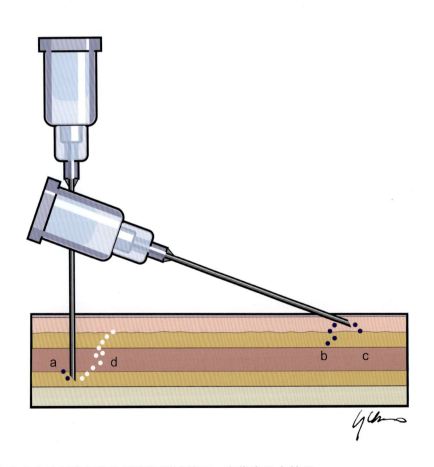

图16.3 通过肉毒毒素注射进行的抑制出汗测试并不一定代表肌肉效果

定的组织层中控制注射深度。换句话说，相同的注射深度可能会到达不同的组织层中，因为有的患者皮肤较厚，而有的患者皮肤较薄。套管针的确切刺入位置（真皮内、浅层皮下组织、肌肉、额后脂肪、额深筋膜上方或下方）更多地取决于患者的皮肤厚度。不同患者的前额皮肤的厚度确实存在很大差异，在大多数报道的扩散研究中通常未进行控制。当注射深度的问题得到控制时，皮内注射对抑制出汗的程度能否解释肌肉注射对抑制肌肉的效果？

不同的研究对肉毒毒素扩散的观察也不尽相同（参见第 9 章）。

汗腺抑制需要肉毒毒素注射更接近皮肤表面（图 16.3 c），而肌肉注射的肉毒毒素可能位于相对较深的层次（图 16.3d）。因为产生抑制作用的肌肉结构位于相对较深的位置。浅层注射的肉毒毒素（图 16.3b）到达肌肉的方式与深层注射的肉毒毒素（图 16.3a）不同。对于皮肤较薄的患者，这种差异可能很小，但当扩散途径较长时，这种差异将更加明显。

为什么注射深度很重要？

尽管我们对大量关于肉毒毒素扩散的研究进行了仔细查阅，但很明显，不同品牌的比较研究的结果和结论并不一致。注射深度是放大肉毒毒素特性差异的关键之一。对于身材苗条的求美者，覆盖额骨的整个软组织非常薄。在这种情况下，注射的层次深浅并不重要，重要的是抑制出汗或肌肉功能。但对于皮肤较厚的患者，真皮注射需要扩散到肌肉层才能发挥作用，也更容易抑制皮下汗腺。同样地，皮肤较厚的患者的深层注射必须向后扩散到肌肉层以抑制出汗，但更容易接近肌肉。关注注射所需的肉毒毒素扩散将更有助于揭示扩散趋势的差异。为此，我们采用浅表针刺和垂直深入骨膜上的方式进行注射，以测试肌肉效果和无汗晕区域。我们发现注射深度很重要（未发表的研究）（图 16.4）。

浅层注射和深层注射的晕影大小明显不同。当我们的预期目标是肌肉抑制时，目标组织的可及性肯

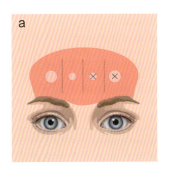
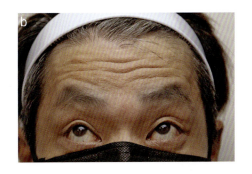
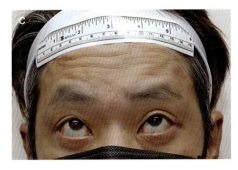
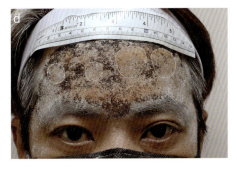

图 16.4　a、b. 我们的研究使用浓缩低剂量肉毒毒素，通过浅表点刺（患者右侧）和上颌骨下刺入（患者左侧）方式进行评估，以观察抑制出汗和肌肉抑制效果（未发表的研究）。对于该皮肤厚度正常的患者，与深层注射相比，表面注射的肉毒毒素导致肌肉效果非常有限（c. 患者左侧），相比之下，深层注射（d. 患者左侧）产生了更广泛的无汗晕区域

定会随着注射深度的不同而变化。肉毒毒素治疗在活性分子能够尽可能靠近目标区域时更为有效，因此对于抬头纹，不应是浅层注射，如果可能的话，应在肌内层进行注射。

传统注射点位和分次注射剂量

尽管在这些研究中，对肌肉中肉毒毒素扩散的无汗晕估计与肌肉效应的范围并不完全一致，但这些无汗晕大小（如果按照前额线的经典注射方案的模式排列）并没有完全覆盖整个前额区域。无汗晕尺寸随着相同浓度肉毒毒素的每个注射点位药量单位的增加、相同量活性分子体积的增加，以及当体积保持相同时肉毒毒素浓度的增加而增加。当肉毒毒素剂量升高、无汗晕变大时，肉毒毒素覆盖范围增加，但这些以同样方式排列的无汗晕仍然无法灵活适应前额区域。当肉毒毒素作用直径增大时，肉毒毒素注射的精确度就会降低并且更加危险。这增加了对邻近肌肉产生不良影响的机会。换句话说，增加每个点位注射剂量或肉毒毒素稀释以覆盖更大面积的方法不是优选的。过度填充和浪费可能发生在大剂量单位注射的中心以及两个不同的大面积重叠的区域。为了更好地进行量身定制的前额肉毒毒素治疗，应根据个人皱纹形态、松弛状况和结构合理安排分次给药计划（**图 16.5**）。

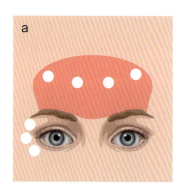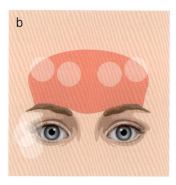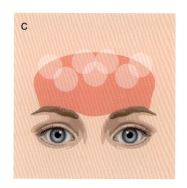

图 16.5　a. 适合小肌肉单位的注射剂量和浓度可能不足以覆盖大肌肉。b. 肉毒毒素的稀释可以通过覆盖更大的区域来改善临床结果，但可能会导致小肌肉中更广泛的不必要的扩散。c. 注射点位数量的增加以及大剂量单位的肉毒毒素可以通过覆盖更大的面积改善临床效果，但可能导致小肌肉的不必要的扩散。注射或肉毒毒素稀释覆盖了更广泛的注射区域，但在精细调整时导致更多的重复浪费和不必要的扩散

肉毒毒素浓度和弥散

当肉毒毒素液体被注入组织时，液体在组织中最初的存在实际上是粘连水分离形态。通过柱塞推动的流体膨胀会产生静水压力，迫使流体通过这些细胞间隙渗透。这种压力的大小与多种因素有关，包括注射速度、注射总剂量和组织密度等。肉毒毒素弥散的驱动力包括静水压力分子从高浓度区域向低浓度区域移动的注射压力，这并不完全符合菲克定律所描述的纯粹扩散过程。

对于同一产品，体积相同但浓度不同时，浓度越高，作用范围越广，这是由浓度梯度驱动的。对于相同的产品，相同的浓度但不同分装量的情况，较大的注射剂量具有较广的临床效果范围。增加体积和活性肉毒毒素分子比仅增加活性分子更能增加功能循环。对于相同的产品，具有相同活性成分，但以不同的体积制备的情况，较高浓度的产品融合较少（**图 16.6 和图 16.7**）。

注射液的浓度可以根据要求进行调节。与小肌肉如皱眉肌相比，前额治疗需要更全面的覆盖。前额肉毒毒素注射不应集中在较为脆弱的肌肉结构上。当肉毒毒素浓度保持不变时，可以修改前额治疗计划，包括增加注射点位。

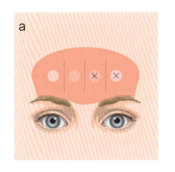
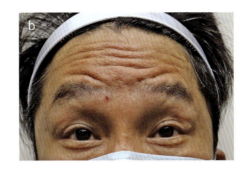
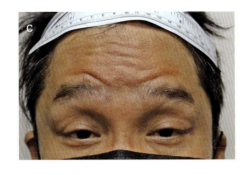
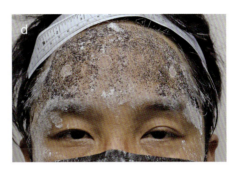

图 16.6　a、b. 通过浅层注射（右侧）和骨膜上深层（左）注射肉毒毒素对深度和浓度影响的研究，评估了无汗晕和肌肉收缩抑制的效果（未发表的研究）。在这位皮肤较厚的患者中，稀释后的肉毒毒素在深层注射时（c. 患者左侧）对肌肉抑制和更宽直径的功能产生较差的效果（c. 患者中央）。而稀释一半的肉毒毒素在浅层注射时（d. 患者右侧）会产生类似大小的无汗晕，但在深层注射时（d. 患者左侧）无法实现可见的抑制效果

肉毒毒素产品和弥散特征

在日常实践中，我们不能轻易将关于扩散范围和肉毒毒素浓度之间关系的讨论应用于临床，因为不同的肉毒毒素产品在制造工艺和配制方面存在差异。尽管有许多关于肉毒毒素扩散的研究试图得出结论，即在用相同量的盐水配制时，不同的产品扩散趋势相似，但仍有更多的实验发现它们的扩散趋势是不同的。这些研究设定的条件各不相同，比较的不是目标组织，而是不同层次的汗腺结构；而且，测试主要集中在前额部位。尽管不同的肉毒毒素在制造工艺、配制方法和复溶方面存在很大差异，但是否可以得出相同的扩散趋势的结论还需进一步研究。

我们的经验还表明，不同品牌肉毒毒素之间的扩散趋势也存在差异。肉毒毒素扩散趋势是前额治疗的一个重要问题。如果肉毒毒素产品的扩散范围较小，尤其是在前额注射 4~6 个点位时，很可能会因缺乏足够的扩散范围而导致覆盖不完全，并且会被认为缺乏临床疗效。当这些患者在治疗后没有得到密切监测时，他们往往会提前复诊要求重新治疗。然而，如果没有充足准备或注射剂量不当，具有较大扩散潜力的肉毒毒素在接近眉毛或眼睑时可能会造成不良反应。这些不确定性限制了其在下额线中的使用。

精准治疗前额

通过无汗症测试无法轻易监测到额肌上的肉毒毒素作用。大多数临床疗效是通过静态抬头纹来评估的。然而，通过动态纹的消失视觉确定的肉毒毒素效果评估是间接且不精确的。根据无汗症观察的外推，

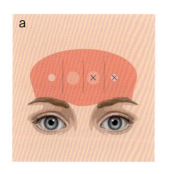 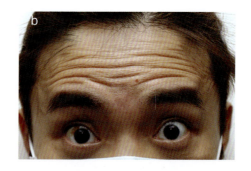
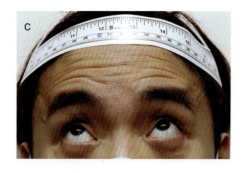 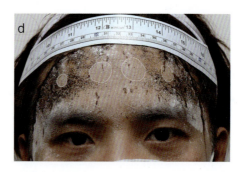

图 16.7　a、b. 在皮肤较薄的患者中注射不同深度和浓度的小剂量单位肉毒毒素，显示肌肉抑制的结果直径极小，但在深层注射时更大且突出（c. 患者左侧）（未发表的研究）。小面积的肌肉固定不容易测量，因为皮肤的折叠是通过周围活跃肌纤维的作用连续进行的。通过直径测量来确定肌肉的治疗效果是极其不精确的。d. 对于皮肤较薄的患者，浅层注射和深层注射时无汗晕的直径相似，但当注射稀释肉毒毒素时，无汗晕的直径更大

可以想象额肌在注射点位之间被抑制时仍具有残余收缩。当这些间隙很小时，这些残留的收缩将被上部的皮肤掩盖。当这些间隙变宽时，会出现更明显的残余收缩，结果通常被认为是不完整的。

当肉毒毒素注射浓度较高或每个点位注射的剂量单位较大时，即使肉毒毒素在有效圈内扩散，肉毒毒素也会在注射点位附近积聚并浪费。

为了完善肉毒毒素治疗，必须覆盖额肌等宽大肌肉，肉毒毒素注射可以给予更多的注射点位，但更小剂量单位，有助于更好地调整皱纹的分布和结构模式。对于传统的眉尾前额禁止区，实际上可以进一步管理肉毒毒素，但定点位要稍高，肉毒毒素浓度要高，注射剂量单位要少。

参考文献

[1] Anido J, et al. Tailored botulinum toxin type A injections in aesthetic medicine: Consensus panel recommendations for treating the forehead based on individual facial anatomy and muscle tone. Clin Cosmet Investig Dermatol 2017;10:413–421.

[2] Arnaoutakis D, et al. Surgical and nonsurgical techniques in forehead rejuvenation. Facial Plast Surg2018;34(5):466–473.

[3] Cliff SH, et al. Different formulations of botulinum toxin type A have different migration characteristics: A double–blind, randomized study. J Cosmet Dermat 2008; 7:50–54.

[4] de Almeida ART, et al. Pilot study comparing the diffusion of two formulations of botulinum toxin type A in patients with forehead hyperhidrosis. Dermatol Surg 2007;33 Spec No.(1 Spec):S37–S43.

[5] Garritano FG, et al. Surgical anatomy of the upper face and forehead. Facial Plast Surg 2018;34(2):109–113.

[6] Hexsel D, et al. A randomized pilot study comparing the action halos of two commercial preparations of botulinum toxin type A.Dermatol Surg 2008;34:52–59.

[7] Hexsel D, et al. Field effect of two commercial preparations of botulinum toxin type A: A prospective, doubleblind,

randomizedclinical trial. J Am Acad Dermatol 2012;67:226–232.Hsu TSJ, et al. Effect of volume and concentration on the diffusion of botulinum exotoxin A. Arch Dermatol.2004;140(11):1351–1354.

[8]　Jiang HY, et al. Diffusion of two botulinum toxins type A on the forehead: Double-blinded, randomized, controlled study. Dermatol Surg 2014;40(2):184–192.

[9]　Kerscher M, et al. Comparison of the spread of three botulinum toxin type A preparations. Arch Dermatol Res 2012;304:155–161.

[10] Ozsoy Z, et al. A new technique applying botulinum toxin in narrow and wide foreheads. Aesthetic Plast Surg2005;29(5):368–372.

[11] Punga AR, et al. Biological activity of two botulinum toxin type A complexes (Dysport and Botox) in volunteers: A double-blind, randomized, dose-ranging study. J Neurol 2008;255(12):1932–1939.

[12] Raveendran SS, et al. Classification and morphological variation of the frontalis muscle and implications on the clinical practice. Aesthetic Plast Surg 2021;45(1):164–170.

[13] Ramirez-Castaneda J, et al. Diffusion, spread, and migration of botulinum toxin. Mov Disord2013;28(13):1775–1783.

[14] Renga M, et al. A personalized treatment approach of frontalis muscle with botulinum toxin A (Bont-A) related to functional anatomy: Case studies. J Cosmet Laser Ther 2020; 22(2):100–106.

[15] Shaari CM, et al. Quantifying the spread of botulinum toxin through muscle fascia. Laryngoscope 1991;101(9):960–964.

[16] Zhang X, et al. Botulinum toxin to treat horizontal forehead lines: A refined injection pattern accommodating the lower frontalis. Aesthet Surg J 2020;40(6):668–678.

第17章 对于眉间纹的肉毒毒素治疗的改良

Yates Yen-Yu Chao（赵彦宇）

目 录

眉间纹最早获得批准作为肉毒毒素注射平滑肌的指标之一。它们也是用于美容目的的肉毒毒素治疗最受欢迎的部位之一。随着对其底层结构和作用机制的了解越来越多，我们可以更精确地根据个体差异对眉间纹进行精细化管理。

眉间部的重要作用

从形态和功能的角度来看，眉间部都是至关重要的结构。它连接着前额、眼眶和鼻部。在皮肤下面是复杂的相互作用的肌肉，可以将这块小小的皮肤向不同的方向拖动、扭曲和挤压。它位于眼睛之间，吸引大部分的视觉注意力。形态连接的模式决定了个体的特征，这是任何肖像中最重要的部位。我们的眼睛通过协调眼睛和眉毛周围附近的肌肉来交流和表达非语言信息和情感，这些肌肉标志着眼眶区。大多数运动涉及眉间复合体。这解释了适当调节眉间区的重要性，以减少肌肉活动，避免传达负面信息。

眉间纹肉毒毒素治疗

大多数眉间纹肉毒毒素治疗的目标是减少皱眉。皱眉是面部表情的一部分，包括愤怒、担心、不适、悲伤和痛苦等。它也是对风、光、气味等外部刺激的反应。自从在美容手术中开始注射肉毒毒素以减少这些消极的情绪表达，人们就已经开始采用肉毒毒素治疗来放松额部肌肉。然而，在这个区域肌肉的运动并不总是消极的。其中一些运动是中性的，甚至是积极的，比如思考、情绪激动和下定决心等。

肉毒毒素治疗中阻滞消极的肌肉运动也可能导致其他表情的缺失。

患者皱眉是其面部表情的正常反应，不应该完全被阻滞。对于习惯性皱眉过度的患者，可以注射肉毒毒素来调节反应，以减少肌肉活动的强度。对于因习惯性肌肉收缩而导致深度皱纹和静态纹的患者，通常需要使用较高剂量的肉毒毒素才能获得明显的改善。

动态纹和永久性皱纹

与附着在肌腱或骨骼上并收缩以产生关节运动的其他随意肌不同，面部表情肌附着在表面皮肤上并且可以移动覆盖的皮肤，从而导致面部运动。这些肌肉的收缩缩短了多层皮肤的空间，使其被压缩并形成动态纹。在肌肉收缩和皮肤压缩频繁的区域，静态纹逐渐发展转变为真性皱纹。

面部表情肌的起始点和止点可以与骨骼、韧带或皮肤下表面相连，或者与另一块肌肉相互交叉。肌肉的深度以及肌肉与整个分层结构的关系会影响肌肉对上层皮肤的压缩能力。由于皮肤的厚度、饱满度和弹性不同，肌肉的收缩会导致具有不同深度和间隔的皱纹，但这些皱纹通常与收缩方向垂直。

面部表情肌的协同作用

尽管面部表情肌是随意肌，但召集肌肉来执行特定的面部运动有时是非自愿的。一组肌肉会同时协同工作，完成微笑等面部动作。肌肉活动清晰可见，并可通过表面肌电图（EMG）记录，其中心峰在互相关图中可见。共同的突触驱动和功能协同被认为是肌肉协同的硬连线。

面部神经支配在自愿控制和情感沟通中起着重要的作用。有些自愿反应是后天习得的，有些是遗传的，因此这些非语言交流和反应在个体之间是相似且可以理解的。生物反射和反应在某种程度上是固有的。眉间肌肉与眉间外侧的肌肉协同工作，产生皱眉等面部表情。这种协同作用与自愿控制是密不可分的。然而，仔细观察这些同时发生的肌肉收缩可以揭示个体的细微变化。当对协同肌肉群进行肉毒毒素治疗时，医生应牢记这种协同现象，并且必须合理关注该肌肉组的其他成员，以避免任何被忽视的肌肉出现代偿性过度活动（**图 17.1**、**图 17.2**）。

眉间部肌肉的拮抗作用

由于不同的肌肉向不同的方向拉动，一些肌肉的作用相反，而一些拉动向量则部分相互抵消。眉部是一个与几块表情肌相连的结构，也是一个关键区域。阻挡其中一块肌肉实际上会打破抵消平衡并加强相反方向肌肉的拉力。

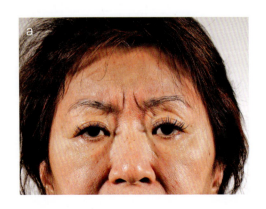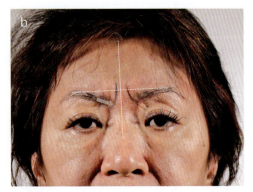

图 17.1 a. 皱眉时皱眉肌收缩。b. 皱眉的方向将眉毛向内侧稍微向下拉

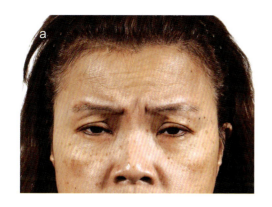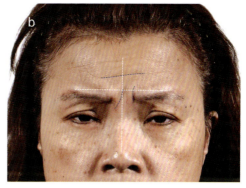

图 17.2　a. 有些患者皱眉时前额会出现皱纹。b. 皱眉肌和额肌在这种皱眉模式中协同工作

皱眉模式

皱眉的肉毒毒素治疗通常按照基于解剖学理解和针对起作用的肌肉的标准方式进行。尽管肉毒毒素的剂量是根据肌肉活动、性别和种族背景进行调整的，并且注射深度可以根据年龄、性别、皮肤厚度和物理特征而变化，但对于眉间纹肉毒毒素管理的最佳做法是从功能角度单独制订治疗方案，而不仅仅考虑结构因素。基于对动态纹的观察，已经提出了不同的分类系统。人们皱眉时的不同肌肉收缩模式表明了肌肉协同作用的不同形式。不同的分类系统存在一些相似之处，但在比较亚洲人和西方人的研究时，患病率排名显示出不同的模式（**图 17.3**）：

1. U 型模式

U 型模式是人们皱眉时肌肉收缩的典型模式。整个过程包括额部的向下凹陷和眉毛的接近。涉及接近眉毛和凹陷额头的肌肉。U 型模式通常在眉毛之间形成垂直的平行纹和鼻根处形成水平纹。

2. V 型模式

V 型模式这与 U 型类似，但肌肉力量更强。这些组合使得眉毛更接近，特别是在额头底部的凹陷区域，即拉力向量的汇合区域。

3. "汇合箭头" 模式或 "11" 模式

没有水平纹或眉间凹陷，仅仅是眉毛的接近。前额肌在整个过程中可能保持静止，或与提拉力量的前额肌保持平衡。实际上，前额肌和皱眉肌向下的力量之间也存在平衡，以保持额头的稳定位置。

4. "Ω" 模式或 "Pi" 模式

当眉毛在皱眉过程中接近时，内侧额肌纤维也会参与进来。它们的动作抬高了内侧眉毛，并形成了水平的额线。眼轮匝肌通常也受累，但不限于内侧纤维。

5. "倒 Ω" 模式或 X 模式

除了眉间复合体的参与之外，中面部的肌肉也参与运动。对于这种组合，鼻肌参与最多。然而，眼轮匝肌纤维的下部和提上睑肌也可以发挥作用。

6. W 模式

这种基于线条形态描述的亚型实际上是具有多重折叠的 V 型模式。

7. I 模式

对于皮肤较厚的患者，11 模式或 U 型模式可能仅表现为单线。

基于形态学观察的分类旨在对潜在的肌肉协同模式进行推理和分类。然而，并非所有肌肉活动都会

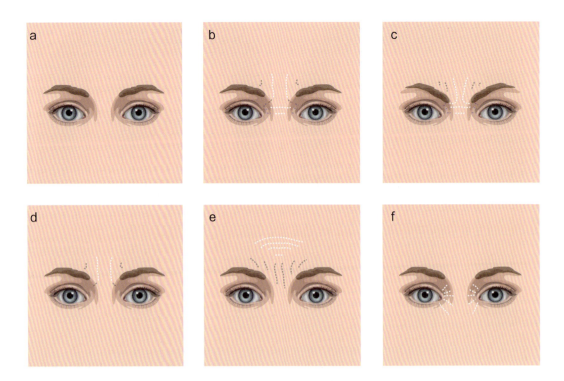

图 17.3 眉间复合体和邻近肌肉共同作用产生通常的皱眉模式。a. U 型。b. V 型。c. 11 型。d. Pi 型。e、f. 鼻根附近的内侧肌纤维、内侧眼眶线和鼻周线经常伴随皱眉线，或与额肌拉力平衡

呈现出明显可见线条的排列。当实际收缩模式相似时，线条模式甚至可以彼此相似，例如，可能没有可见的水平颈线，但通过触诊可以观察到垂直肌肉的活动。因此，对于真实的肌肉活动力量的大小，应进行单独的仔细评估，以制订切实可行的计划。

注射方案

肌肉收缩模式表明了肌肉参与的潜在组合。注射计划应基于每种模式的理论工作。

1. U 型模式

通常，皱眉肌和降眉肌（**图 17.4**、**图 17.5**）被认为是 U 型模式的主要参与肌肉，可以遵循传统的 5 点注射方案。

2. V 型模式

与 U 型模式不同，眼轮匝肌被认为参与了 V 型模式的整个过程，但事实上，眼轮匝肌的内侧纤维在两种收缩模式中都参与了眼睑的运动。可以为眼轮匝肌纤维进行另外的浅层注射。V 型模式的肌肉收缩力度较大，应该注射较高剂量的肉毒毒素。

3. 11 模式

肉毒毒素可以仅在 2 个或 4 个点位进行皱眉肌注射。有时，当在内眼睑角观察到肌肉活动时，需要向眼轮匝肌的内侧纤维进行浅层注射。在标准方案中，无须注射提拉肌，而且在保持前额肌和向下拉力之间的张力平衡时可能会使问题加剧。应该牢记，皱眉肌不仅向内侧拉动眉毛，而且还会稍微向下拉动眉毛。仅在皱眉肌上注射肉毒毒素会抑制眉毛的接近并稍微抬高眉毛，从而增强向上的拉力。如有必要，可考虑预防性注射最小剂量。

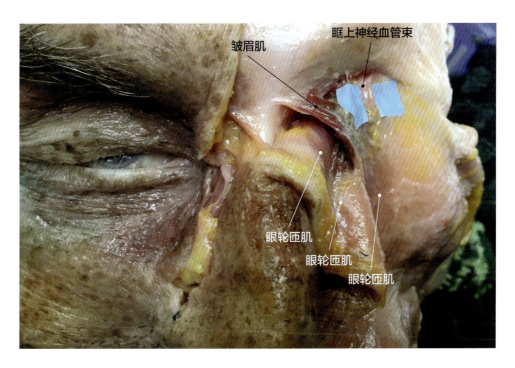

图 17.4　眉间区域的尸体解剖。皱眉肌的起点位于额骨睫状弓上眶上孔的内侧。眶上神经血管束从眶上孔 / 切迹深处出现。肉毒毒素通过眶上孔 / 切迹扩散可能会因提睑肌麻痹而导致眼睑下垂（Courtesy of Sebastian Cotofana, MD, PhD.）

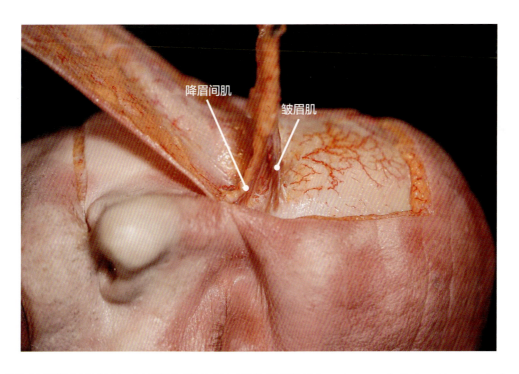

图 17.5　眉间区域的尸体解剖。注意降眉肌和皱眉肌的骨起源（Courtesy of Sebastian Cotofana, MD, PhD.）

4. Ω（欧米茄）模式

除了在眉间复合体上注射的常规做法外，还应在额内侧肌肉上同时注射肉毒毒素。可以将最小剂量的肉毒毒素注射到眼轮匝肌上，以获得更优雅的外观。前额要适度注射，以保持前额内侧和外侧部分之间的平衡。

5. X 模式

肉毒毒素不仅应用于眉间肌肉，还可以最小限度地应用于鼻肌或中面部肌肉。建议将提拉肌的注射剂量提高，并要小心保持降眉肌和额肌之间的平衡。治疗方案应根据实际的肌肉收缩模式进行制订，而不是根据形态线分类来确定。皱眉分类系统可以作为进一步细化注射的基础公式。应充分考虑眉间以外的对立肌，以防止无对立邻近肌肉的过度收缩（**图 17.6**）。

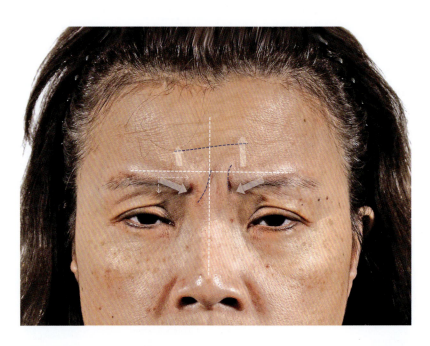

图 17.6 皱眉肌将眉毛向下和向内拉，而额肌将眉毛向上拉以抵消向下的拉力。左侧额肌纤维活动较多，前额肌的不均匀活动使得额头和鼻根部的皮肤呈现出"π"字形，尽管在鼻根部并没有明显的可见水平皱纹。额头肌的活动可能也存在，但被前额肌的力量所抵消。通过触摸额头肌可以检测到亚临床肌肉收缩的存在

眉间部治疗要点

在进行美容性肉毒毒素治疗时，应始终牢记肌肉协同作用，其不仅仅是在眉间区域。应避免对立肌肉之间的不平衡，尤其是当某些肌肉活动需要被抑制，而其他肌肉原本处于活跃但平衡的状态时。

尽管大多数注射方案列出了参与整个运动过程的肌肉，但每个个体的肌肉活动各不相同。实际的注射方案应留给经验丰富的专业医生来计算单个肌肉的计量单位数量。

皱纹分布模式仅反映肌肉活动的一部分。对于光老化或重度静态纹的患者，形态模式可能会产生误导并干扰剂量判断。

肉毒毒素治疗眉间纹的真正目的是：

• 减少眉间纹的数量、范围和严重程度，以减少表达与皱眉相关的信息或情绪的强度。

• 改变皱眉动作的模式，以获得优雅的面部动态呈现。

• 平衡该区域与面部其他部位的活动，尤其是当其他面部区域已经接受治疗时。

眉间部肉毒毒素治疗的目的绝不是阻滞该区域的所有运动或消除脸上的表情或情绪。

考虑到不同的皱眉模式，医生不应将患者纳入某种固定的程序，将固定剂量作为常规给药，而应通过仔细的视觉评估和触诊来密切观察患者的肌肉运动模式和运动强度。

参考文献

[1] Cho Y, et al. Ultrasonographic and three-dimensional analyses at the glabella and radix of the nose for botulinum neurotoxin injection procedures into the procerus muscle. Toxins 2019;11(10):560.

[2] Cotofana S, et al. Respecting upper facial anatomy for treating the glabella with neuromodulators to avoid medial brow ptosis – A refined 3-point injection technique. J Cosmet Dermatol 2021;20(6):1625-1633.

[3] de Almeida ART, et al. Glabellar contraction patterns: A tool to optimize botulinum toxin treatment. Dermatol Surg 2012;8(9):1506-1515.

[4] Elghblawi E, et al. Exaggerated lower frontalis and glabella after Botox injection. J Cosmet Dermatol 2021;00:1-3.

[5] Jiang H, et al. Different glabellar contraction patterns in Chinese and efficacy of botulinum toxin type A for treating glabellar lines: A pilot study. Dermatol Surg 2017;43(5):692-697.

[6] Kamat A, et al. An observational study on glabellar wrinkle patterns in Indians. Indian J Dermatol Venereol Leprol 2019;85(2):182-189.

[7] Kim HS, et al. A study on glabellar wrinkle patterns in Koreans. J Eur Acad Dermatol Venereol 2014;28(10):1332-1339.

[8] Kim L, et al. Controversies in contemporary facial reanimation. Facial Plast Surg Clin North Am 2016;24(3):275-297.

[9] Lee HJ, et al. Three-dimensional territory and depth of the corrugator supercilii: Application to botulinum neurotoxin injection. Clin Anat 2020;33(5):795-803.

[10] Tipples J, et al. The eyebrow frown: A salient social signal. Emotion 2002;2(3):288-296.

第18章 优化咬肌肉毒毒素治疗方案

Yates Yen-Yu Chao（赵彦宇）

目　录

肉毒毒素已被广泛应用于治疗咬肌肥大，而咬肌肥大通常是特发性的，在某些情况下可归因于磨牙症和习惯性咬紧牙关。在韩国等一些国家，咬肌肥大问题的患病率似乎更高。遗传因素和饮食习惯被认为是形成的原因。然而，与西方人相比，亚洲人的面部结构相对宽大、纵轴较短、颜面平坦，有更少的前部投影，即使肌肉的大小在正常范围内，也可能使他们在咬肌注射肉毒毒素时受益。宽面部和头骨形状一部分是由于遗传因素造成，文化养育习惯和睡眠姿势也会对头骨发育产生影响。由于亚洲人的皮肤较厚、皮下脂肪较多，脸主要呈宽而圆的形状。短方脸或圆脸的下半部分往往存在轮廓不清晰、下颌角模糊、从脸颊到颈部连续的脂肪线条等问题。圆润的脸形和脸颊的丰满，类似于儿童的特征，虽然成年后通常看起来更年轻，并被认为在外观上更能抵抗衰老，然而，这种宽阔的脸形与理想的面部轮廓结构相冲突，儿童般的脸庞在成长到一定年龄后并不理想，并且影响了第二性征的表现。下颌结构对于展示性别特征非常重要，而脂肪堆积或咬肌肥大可能都会影响这一表现。由于咬肌较大，下面部较宽大，呈"国"字脸，偏离了人们对椭圆形或心形面部轮廓的普遍审美喜好。

当需要进行面部形状美化调整时，下面部可能是面部唯一可以轻松进行调整宽度和高度的部位。对咬肌适当注射肉毒毒素是整体面部增强的高效有用工具，尤其适用于下面部，并不仅限于真正的咬肌肥大人群。下面部的策略通常联合应用注射填充剂和肉毒毒素（**图18.1**、**图18.2**）。

咬肌解剖

咬肌是面部最大的肌肉，起源于颧弓的深层和下方。咬肌由不同的头组成，形成深层和浅层（**图18.3**）：深层插入下颌升支的外侧，而浅层插入下颌角。还有一种中间层插入下颌骨升支的中部。咬肌

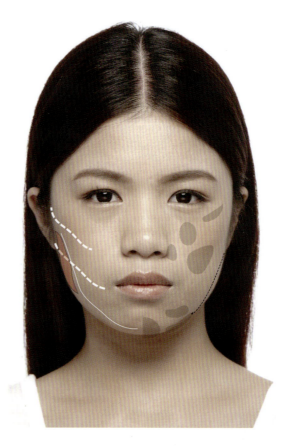

图 18.1　填充剂和肉毒毒素经常且必要地联合应用，以解决面部的多因素问题，包括骨框架（白线）和软组织曲线（白色虚线）的问题。宽而方的脸形可以用注射咬肌（粉色区域）修饰下颌，并拉长下颌尖处，同时微调面部轮廓（灰色区域）

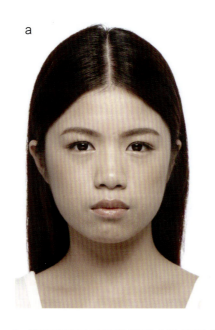
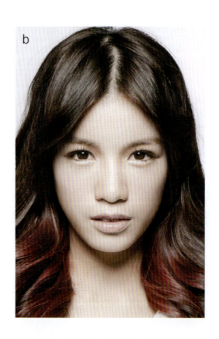

图 18.2　a、b.填充剂和肉毒毒素的联合治疗极大地改善了脸部形状、投影、轮廓、平衡和区域间关系

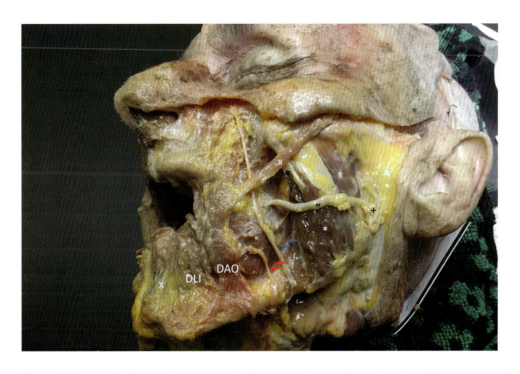

图 18.3　尸体中面部和下面部的解剖。面部静脉（蓝色箭头）和面部动脉（红色箭头）在下面部，咬肌前缘（*）。腮腺（+）和腮腺管（"）位于咬肌上方。标出了颊肌（°）、颧大肌（#）、降口角肌（DAO）、降下唇肌（DLI）和颏肌（x）(Courtesy of Sebastian Cotofana, MD, PhD.)

的肌纤维呈羽状排列，这解释了下颌闭合肌肉的强大力量。与面部和舌头肌肉中的其他运动单位具有快肌纤维不同，咬肌具有大量的慢肌纤维。在咬肌中发现了运动单位类型的异质分布，这与这些肌肉的异质激活模式相关。在咬肌中，深层和前部的中慢速型运动单位所占比例较大，以实现更精细的控制和更好的抗疲劳性，而浅层和后部区域则更常见快速型运动单位。

咬肌肉毒毒素治疗的独特之处

　　尽管肉毒毒素注射咬肌是超说明书范围使用，但在某些地区非常受欢迎，甚至超过了官方说明书的用途。治疗咬肌的目标是咀嚼功能，这与其他作用于表达动作的表情肌的面部用途不同。有时，表情肌完全被阻滞，治疗后肌肉松弛，但咀嚼肌却不能完全被麻痹。必须保留咬肌以维持下颌闭合和咀嚼的基本功能。由于肉毒毒素也适用于磨牙症、牙关紧闭、咀嚼肌肌痛和颞下颌关节功能障碍的患者，因此咬肌肉毒毒素的注射不仅仅是为了美观目的。

　　咬肌比大多数接受皱纹治疗的肌肉要大得多，因此需要更大剂量的肉毒毒素注射才能产生效果。此外，咬肌比较厚，并且在结构上有隔室。对于这种注射，需要使用可以到达较深位置的针头。固定在胰岛素注射器上的针头通常太短，无法在某些患者中达到所需的深度。通常强调在咬肌的深层注射，以避免扩散到笑肌，笑肌起源于咬肌和腮腺筋膜的表面。注射应仅限于肌肉的下 1/3，以减少对笑肌和腮腺的额外影响。在其他管理表情肌注射肉毒毒素的治疗中，注射层次比较浅，注射量也较小，不适用于体积较大的咬肌。

咬肌肉毒毒素注射的治疗效果和预后

通常，在注射肉毒毒素治疗面部皱纹后不久，目标肌肉活动就会减弱并产生临床效果。然而，肉毒毒素对咬肌的轮廓作用需要更长的时间。大多数测量面部横向尺寸的研究发现，大约需要 3 个月的时间才能最大限度地减少咬肌尺寸。从治疗开始到测量尺寸减小需要很长时间，所以下面部瘦脸的效果是逐渐显现的，因为它不仅涉及咬肌的逐渐放松，还涉及肌肉的萎缩，这需要时间。

与各种肌肉大小测量曲线相比，咬合力和肌电图研究分别显示在治疗后 2 周和 4 周时减少幅度最大。这表明肉毒毒素的抑制作用需要 2 周才能完全发挥。根据各种测量工具，咬肌的体积可以减少 20% ~ 30%。咬合力在治疗 2 周时降至最低点，下降了 20% ~ 40%，然后在治疗后约 12 周逐渐恢复正常。然而，完全恢复体积需要 10 ~ 12 个月的时间，而不需要进一步的肉毒毒素注射。

研究表明，经过多次肉毒毒素注射后，咬肌的大小可能会进一步减小，但咬合力的减小幅度仍然相似。

咬肌肉毒毒素治疗中的常见问题

• 这些注射会损害正常的咀嚼功能吗？

咬肌的剩余功能和咬合力足以满足大部分进食要求。大多数患者只有在咀嚼牛肉干等坚硬食物时，才可能感觉到差异。

• 咬肌注射肉毒毒素后其他咀嚼肌是否会出现代偿性肥大？

基于影像学的研究观察，在治疗咬肌后，人类和动物的其他咀嚼肌没有或只有很小的代偿性变化。然而，也有出现代偿性肥大病例的报道。从理论上讲，当剩余的咬肌功能超出日常需求并且肌肉受损持续时间延长时，可能发生代偿性肥大。这意味着我们对咬肌注射肉毒毒素应该采取保守的方式，旨在调整形状而不是阻滞所有肌纤维。医生应密切观察并听取患者治疗后的功能情况，并将咬合力的下降保持在阈值内。

• 为什么患者在咬肌注射肉毒毒素后会出现脸颊凹陷？

我们的面部突出骨架的帐篷效应提升了软组织包袱，掩盖了潜在的体积不足。肥大的咬肌使下面部角部位像嵴一样凸出。然而，肥大肌肉前方的软组织体积可能不足。当这些患者接受咬肌肉毒毒素治疗而没有同时填充颧骨时，凸出的肌肉帐篷杆凹陷后，先前存在的颧骨体积不足就会显露出来。

肥大的咬肌为下颌下垂和下颌无力的患者提供支撑。在咬肌注射肉毒毒素时，应考虑注射填充剂以提供前部结构支撑。

• 为什么肉毒毒素治疗对于某些患者的下面部修饰效果不佳？

咬肌注射肉毒毒素已被公众广泛认为是一种可以瘦脸的治疗方法。然而，下脸宽可能有不同的原因，例如下颌骨宽。圆脸的患者常常期望肉毒毒素治疗能达到瘦脸的效果，但圆脸通常骨骼尺寸短、脂肪相对过多。当咬肌位于较多的脂肪后或骨骼起主导作用时，即使咬肌发生变化，从正面看改善效果可能并不明显 （**图 18.4**）。

• 为什么有些患者在治疗后会出现异常肿胀？

咬肌是一个高度分隔的结构。当肉毒毒素注射仅限于深层时，即使深层受到堵塞，咬肌的浅层部分可能仍然不受影响。纤维化筋膜和室间隔限制了肉毒毒素的扩散。这种反常的肿胀实际上是剩余警觉纤维的代偿性功能亢进。咬肌肉毒毒素应穿过肌肉的厚度，并分布到指定区域的不同隔室中 （**图 18.5**）。

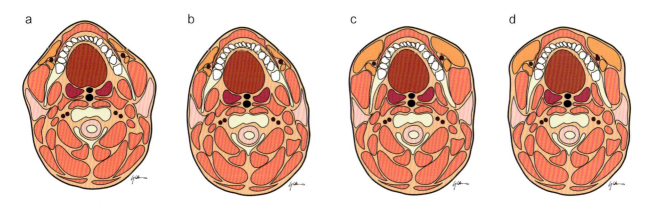

图 18.4　肉毒毒素对咬肌的临床效果与面部尺寸的潜在结构原因相关。当面部宽度可以归因于肌肉过大时（a），治疗后瘦脸效果可以显著（b）。然而，当面部宽度是由于骨骼过宽或存在明显的脂肪过多时（c），改善可能是有限的（d）

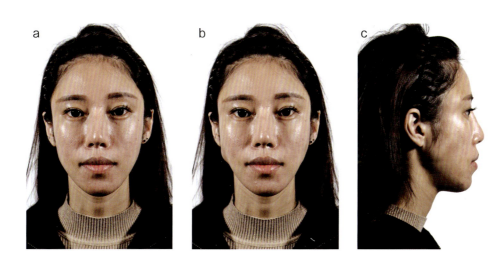

图 18.5　a. 咬肌肉毒毒素治疗后，下面部体积明显减小，右侧残留最小可见角。b. 当患者咬紧牙关时，右脸颊出现蛙腮。c. 从侧面看，剩余的活跃咬肌很突出

部分治疗或局部治疗

在咬肌的下 1/3 部分进行优先注射的建议表明，不同部位的肉毒毒素注射可能具有不同的临床效果。选择性地在咬肌的下部注射可以保留该区域在未注射肉毒毒素时的 70% ~ 80% 的原始咬合力。这与关于运动终板分布和肌肉神经支配的经典神经肌肉理论相反。实际上，肌肉的终板分布方式比中间带状结构更多样化。一些使用多个表面电极的研究发现，终板区域并不居中，而是沿着肌纤维分布。这意味着通常的肉毒毒素注射仅会阻滞一部分肌肉，或者换句话说，是局部治疗咬肌。咬肌肉毒毒素注射还可选择性地针对后部或前部，并且仅涉及下部或上部的一部分。除了对终板区域分布的认识外，一些解剖学研究发现，在特殊染色下，咬肌神经的分支在中部下部区域看起来更密集。然而，肉毒毒素作用的机制是在终板神经元突触膜上，而不是神经本身。追踪神经与追踪终板并不完全相同。当需要使位于咬肌后表面附近较远处的收缩肌纤维平静时，肉毒毒素分子必须到达该区域的终板。虽然到达该纤维的神经末梢是从中下部附近的中枢分支出来的，但将肉毒毒素注射到中枢上对这些纤维是无效的。

通常对咬肌或下咬肌肉毒毒素的治疗不需达到饱和，从治疗目的角度来看，也不需要完全覆盖。当未触及的纤维被聚集在一起时，这种局部治疗可能会成为问题。异常肿胀就是其中之一，它的发生可能是由于筋膜或隔膜阻碍了肉毒毒素的分布。有时，这些情况可能是由于充分分配肉毒毒素剂量的技术不佳和覆盖大块肌肉的注射点位有限所致。

改善面部轮廓的美学方案

咬肌是面部轮廓的重要组成部分。它还在脸颊丰满度、脸颊过渡曲线、下颌部宽度、外下颌形状的位置、外下颌体积和角度，以及正面面部形状等方面起着重要作用。咬肌治疗的最终目标是调整肌肉的形状，而不是追求使其体积最小化。在进行肉毒毒素注射时，应采用艺术手法。局部治疗可以更好地调整注射以适应所需的形状。但是，为了实现更好的平滑度，应根据区域之间的梯度差来优化优先剂量和选择性。例如，对于身材苗条或不希望有太多突出角度的患者，没有必要治疗整个咬肌。在设计合理的肉毒毒素治疗计划时，应考虑皮肤质地、脸颊原始软组织体积、下颌骨的正面轮廓和形态、附近脂肪垫的分布和数量、患者的性别及个人偏好等因素。

参考文献

[1] Ågren M, et al. The effect of botulinum toxin injections on bruxism: A systematic review. J Oral Rehabil2020;47(3):395–402.

[2] Babuccu B, et al. The effect of the Botulinum toxin–A on craniofacial development: An experimental study. Ann Plast Surg 2009;63(4):449–456.

[3] Hong JY, et al. Efficacy and safety of a novel botulinum toxin a for masseter reduction: A randomized, doubleblind, placebo–controlled, optimal dose–finding study. Dermatol Surg 2021;47(1):e5–e9.

[4] Kim DH, et al. Intramuscular nerve distribution of the masseter muscle as a basis for botulinum toxin injection. J Craniofac Surg 2010;21:588–591.

[5] Kim HJ, et al. Effects of botulinum toxin type A on bilateral masseteric hypertrophy evaluated with computed tomographic measurement. Dermatol Surg 2003;29(5):484–489.

[6] Kim JH, et al. Effects of two different units of botulinum toxin type A evaluated by computed tomography and electromyographic measurements of human masseter muscle. Plast Reconstr Surg 2007;119(2):711–717.

[7] Kim KS, et al. Muscle weakness after repeated injection of botulinum toxin type A evaluated according to bite force measurement of human masseter muscle. Dermatol Surg 2009;35(12):1902–1906.

[8] Lee HJ, et al. The anatomical basis of paradoxical masseteric bulging after botulinum neurotoxin type A injection. Toxins 2017;9:9010014.

[9] Park HU, et al. Changes in masticatory function after injection of botulinum toxin type A to masticatory muscles. J Oral Rehabil 2013;40(12):916–922.

[10] Pihut M, et al. Measurement of occlusal forces in the therapy of functional disorders with the use of botulinum toxin type A. J Physiol Pharmacol 2009;60(Suppl 8):113–116.

[11] Pihut M, et al. The efficiency of botulinum toxin type A for the treatment of masseter muscle pain in patients with temporomandibular joint dysfunction and tension–type headache. J Headache Pain 2016;17:29.

[12] To EW, et al. A prospective study of the effect of botulinum toxin A on masseteric muscle hypertrophy with ultrasonographic and electromyographic measurement. Br J Plast Surg 2001;54(3):197–200.

[13] Xie Y, et al. Classification of masseter hypertrophy for tailored botulinum toxin type A treatment. Plast Reconstr Surg 2014;134(2):209e–218e.